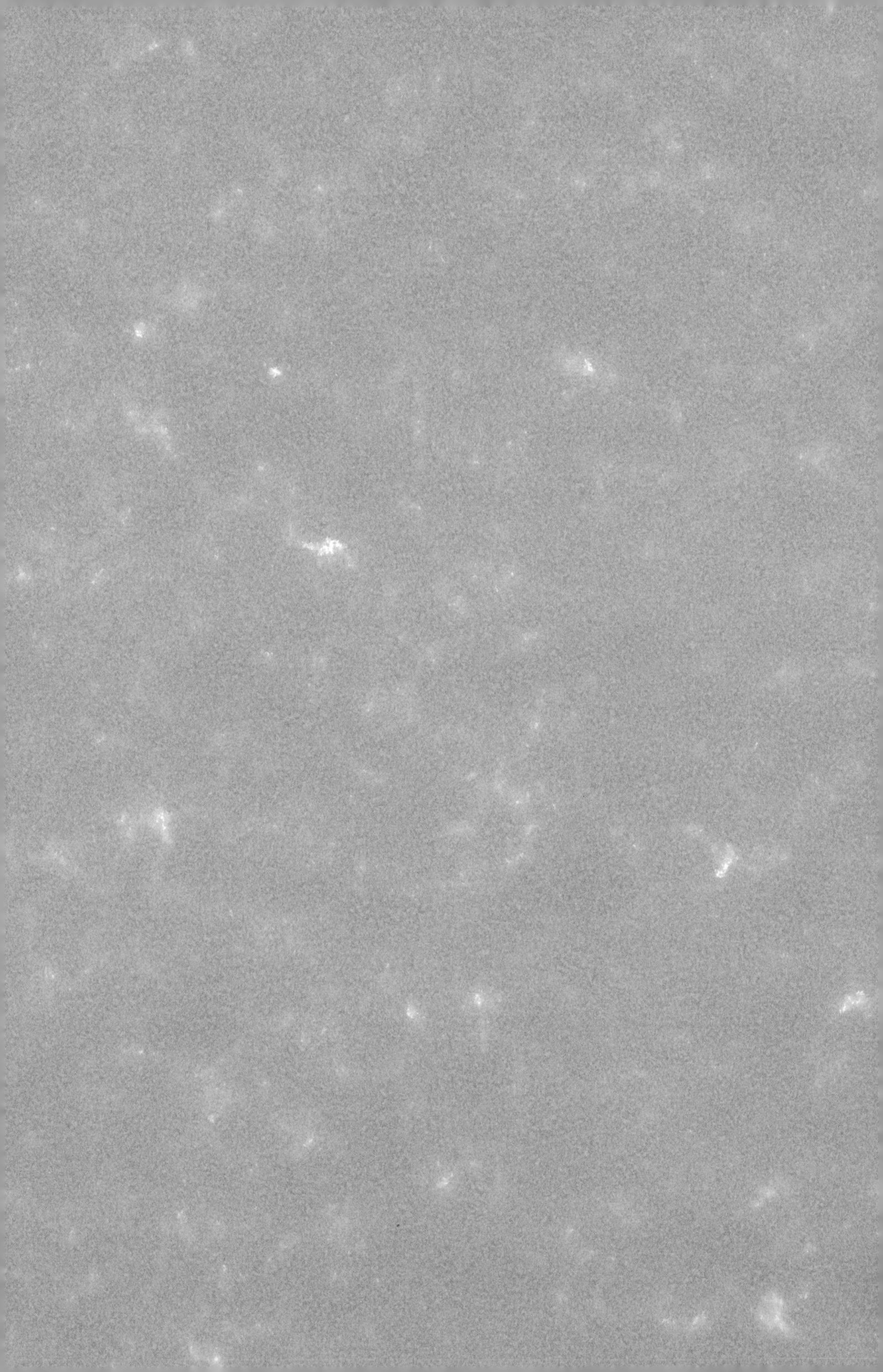

漢方水先案内

医学の東へ

津田篤太郎

Dr. Tsuda Tokutaro

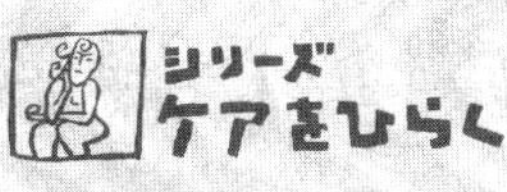

医学書院

はじめに　――海図のない旅

近代内科学のパイオニアであるウィリアム・オスラー（一八四九―一九一九）に、「患者を診ずに本だけで勉強するのは航海に出ないに等しいが、本を読まずに医学を学ぼうというのは、海図を持たずに航海するようなものだ」という有名な一節があります。

要は、「医師諸君よ、教科書を読め！」ということなのですが、私のようなナマケモノはついつい教科書を読むのをサボってしまいます。なぜサボってしまうかというと、時間がない、面倒だということもありますが、その手間をかけて読んでみたところで、自分が抱えている疑問に答えてくれなかったり、役に立たないことばかりであった、という経験をしばしばしてきたからです。

私の研修医時代の同級生に、英語の教科書をバリバリ読み込んで、自信に満ちあふれているとびきり優秀な人がいました。彼が心房細動の患者を受け持ったときのことです。心房細動では心臓の中に血液の固まりができやすいので、血液が固まらないようにする薬剤（ワーファリン）を使うことになりました。洋書仕込みの知識をバックに、彼は自信たっぷりにワーファリンを5mg処方しました。そのあと大変なことが起こりました。

三日後の採血で、血液の固まりにくさを表す指標（プロトロンビン時間）が、振り切れてしまうほど延長したのです。彼は指導医たちにこっぴどく叱られました。実は日本人は欧米人に比べ血液の固まりにくい体質の人が多いため、ワーファリンを初めて投与するときは1～2mg程度で慎重に経過を見るのが指導医たちの〝常識〟だったのです。

「自分は悪くない。教科書どおりに投与したのだ。日本人と欧米人でそんなに薬の効きめが違うなんてふつうは知らないだろう！」と彼は自己弁護していましたが……。

ここまで教科書が役立たないというか裏切られる例は少ないでしょうが、私は彼の失敗を教訓に、なるたけ慎重に振る舞うようにしました。「教科書に載っていたから間違いない」と決めてかかって行動するより、「教科書も想定していないようなことがあるかもしれない」とオドオドするほうがよいときもあるのです。こういう教訓は意外と臨床で役立ち、何度も救われたことがありますが、こういうことこそ教科書には載っていなかったりします。

オスラー先生が海図にたとえた教科書には、現在明らかに動いている「事態」（しかも、しばしば患者にとって不幸なこと）についての記述が多く、長いあいだ安定していて動きのない「状態」についての記述はあまりありません。教科書に載っている事態はいつも明確な特徴を持っています。さらに「そんなときはこうする」という正しい対応法が示されています。たとえば咳や痰、発熱などの症状がどんどん悪化していくとき、臨床家は教科書にしたがって種々の検査を行って肺炎球菌の感染であることを知り、「ペニシリンが有効」という記載が役に立つわけです。

しかし、症状があっても明確に原因やメカニズムが把握できないとき、症状が悪くなっているのか良くなっているのかも分からず、動いていいのかジッとしていたほうがいいのかさえ分からないとき、あるいは教科書に書いてある解決策が副作用や何らかの事情で適用できないとき、私たちは海図の役立たない領域に投げ出され、暗い水面を漂流しはじめることになります。

私は大洋を漂流したことはないのですが、そういう経験をした人によれば、シケよりも凪が続くほうが精神的に追い込まれるといいます。

臨床のシケに巻き込まれると、時間の経過とともに事態はどんどん動いていきます。これまでにないような症例に出会い、予想もしなかったような展開をみせるので、ついていくのは大変ですが、それによって新しい知見を手に入れるなどエキサティングな体験であるともいえるでしょう。

逆に、命が危険にさらされるようなことはないけれども、原因がはっきりしない症状に長年苦しめられ生活に支障をきたしている、そしていろいろ治療を試しているけれども成果があがらないときは、患者も医者もベタ凪が長く続いている漂流者の気分を味わうことになります。教科書を開いてみても、そこにあるのはシケのような「事態」の記述ばかりで、凪のような「状態」の記述はありません。

私のように慢性疾患を専門に選ぶと、こういうベタ凪漂流の中で必死に島影を探すような思いをすることは日常茶飯事です（しかも、突然シケて難破することもあり……）。そして、モチベーションを長いあいだ維持することに苦労している人も少なくないでしょう。

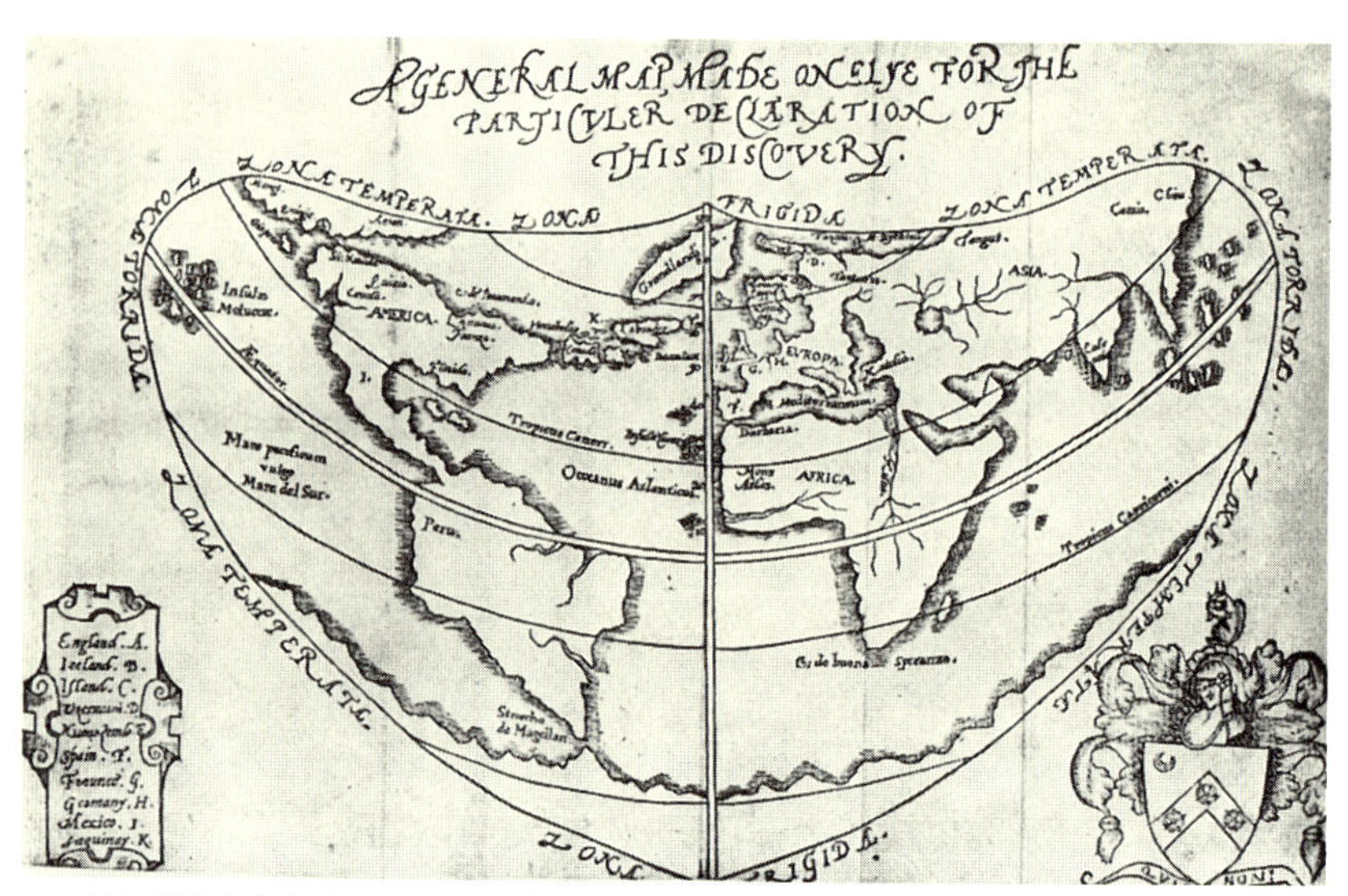

1576年に出版されたサー・ハンフリー・ギルバートの世界地図
（R. A.スケルトン『世界探検地図』原書房、1986年、132頁）

さて、上に掲げたのは大航海時代の海図です。

こういった海図は、オスラー先生が念頭に置いているものとは、その目的も描かれ方も大きく異なっていると思われます。

綿密な測量にもとづいて作成されたオスラー先生の海図は、出港してから何日目に海峡を通り過ぎ、次の日に島影が見え、さらに三日後には岩礁に気をつけなければならないといった情報が盛り込まれているはずです。つまり、疾患の診断治療という航路の中で起きる出来事や想定されるリスクが、豊富なデータによって裏付けられている教科書が医療者を導いてくれるわけです。

他方、この大航海時代の海図は、今よりずっと性能の悪い羅針盤や望遠鏡で、精密な測量もなしに、船乗りたちの断片的な観察をつなぎ合わせて作成されたものであろうと想像します。

コロンブスたちの航海はたび重なるシケではなく、大西洋の西の果てには大きな悪魔が口を開けて待っていると信じる乗組員たちの反乱で最大の危機を迎えました。目的地がはっきりしないときほど、士気やモチベーションは保ちにくいものです。そんなときは、いくら詳細で精密な周辺海域の海図を持っていても仕方ありません。ズームインではなくズームアウトする〝引き〟の視野でとらえた海図が必要だったわけです。

最近は都会のど真ん中でも、スマホを持っていれば人工衛星を使ったナビゲーションが簡単に利用できる時代ですから、大航海時代の海図など歴史好きの好事家の興味しか惹かないでしょう。しかし、医学の世界ではまだまだこの古めかしい海図を眺める必要があるのではないかと私は思っています。特に慢性疾患でベタ凪漂流が続くときは、いま何が問題になっているのか、どこへ向かうべきなのかを見失うことがあります。そのようなときには、精密に細部まで書き込まれた海図が意外に役に立たず、大航海時代の大雑把な認識が記された海図からヒントを見出すことがしばしばあるのです。

私は本書で、東洋医学を軸に、最近忘れられつつある大昔の海図の見方・書き方を論じていきたいと思います。伝統医療を振り返ることで、昔の医療者が身に付けていて今の医療者が失ってしまった能力や、次の時代の医療を拓く鍵が浮かび上がってくることでしょう。

では、古い海図を紐解く航海に、みなさまをご案内しましょう。

漢方水先案内――医学の東へ　目次

第一部　講義篇

第二部 質疑応答篇

カバー・本文画　後藤グミ
装丁・レイアウト　矢萩多聞

第一部

講義篇

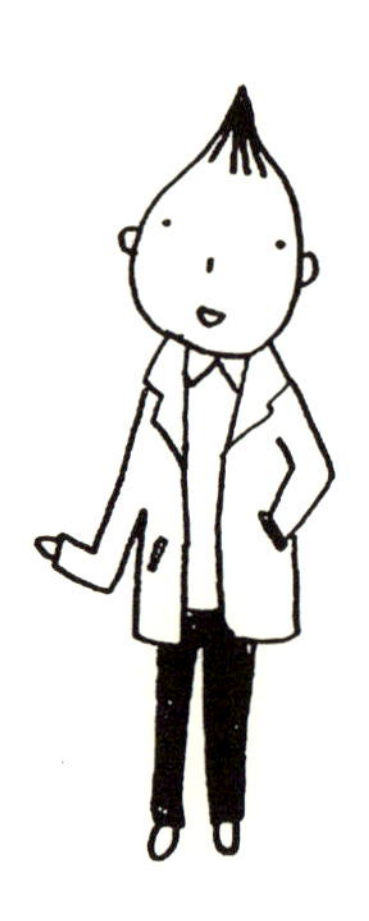

1 漢方のイメージ

漢方に頼りたくなるとき

先日、乳腺外科の専門家である同級生から、こんなメールをもらいました。

「一般病院の外来だと、乳腺炎でもないのに乳房痛がひどくて、日常生活にも支障をきたすという方が多くて悩んでます。たいがいは乳腺症とか月経前緊張症と診断してNSAIDs（非ステロイド系抗炎症薬）で様子を見てもらうんだけど、長期連用もちょっとなあと思ったり……。選択肢が増えるとありがたいのですが」

私を含め、漢方治療に寄せる期待は、こういったものではないでしょうか。メールをくれた同級生は、ふだんは大学病院で主に乳がんの診療にあたっています。乳がんは華岡青州が世界初の全身麻酔手術に踏み切った時代も、そして今もなお重大な病気ですが、洗練された手術や化学療法・放射線療法の進歩で、「完全寛解」という目的地に到達できる人がどんどん増えています。

ところが、週に何回か一般病院の外来に出た途端、私の同級生は「ベタ凪漂流」をしばしば強いられたわけです。乳腺症や月経前緊張症の乳房痛はまず命にはかかわりません。にもかかわらず、日常生活に支障をきたしているのだから何もしないわけにはいかない。さりとて西洋医学の鎮痛剤を使ってもたいした効果が見込めないような気がするうえ、胃が荒れたり腎臓が悪くなったりといった副作用が心配です。

たとえ副作用が出ても短期間をしのぎ切ればよいのであれば、そのまま鎮痛薬を処方すればいいでしょう。また、やや長めに薬を飲めば乳腺の組織が正常化し、不快な症状とも薬とも縁が切れる見通しがあるのなら、多少の副作用を押してでも西洋医学の治療が選択されるでしょう。しかし月経前緊張症の乳房痛は、月経があるあいだはずっと続きます。鎮痛剤を処方しても乳腺組織が正常化するわけではなく、単に痛みを感じにくくするだけです。だから私の同級生は鎮痛剤の処方を躊躇して、漢方を使うことを検討したわけです。

一般の医師が「漢方はどうだろうか」と考えるのは、まとめてみると次のような場合です。

- 命にはかかわらないが日常生活に支障をきたす。
- 西洋医学の治療があまりぱっとしない。
- しかも西洋医学の治療はいろいろ副作用が心配。
- 短期間の治療ではなく、長期間の治療が必要。
- 西洋医学の治療が対症療法のレベルにとどまり、本質的に改善させない。

ひっくり返すと、こうなります。

- 漢方はただちに命にかかわる事態には不向き。
- 漢方を使うと、少なくとも患者が満足する程度には症状が改善する。
- 漢方は西洋医学よりも安全で副作用が少ない。
- 漢方は長期間連用しても問題が少ない。
- 漢方は、発症機序のより本質的な部分にも効果を及ぼす可能性がある。

これらの項目について、以下、私の考えを述べていきましょう。

漢方はただちに命にかかわる事態には不向き？

漢方は一概に緊急時に不向きとは限りません。最近では日本東洋医学会の発表でも、救急医学の専門医による演題を目にする機会が増えました。台湾では集中治療室に収容されている患者に鍼灸治療を施すケースがかなりあるそうで、鍼灸治療をしない場合より集中治療室滞在期間が短いというデータもあるといいます。

とはいえ西洋医学に取って代わるほどの効果があるのではなく、あくまで西洋医学的処置を施したうえで、漢方や鍼灸を付加的に使っているわけです。ここでいう「ただちに命にかかわる事態」とは、心筋梗塞や緊張性気胸のように、命を奪う「原因」と、命を失う「結果」が一対一で強く結びついていて、治療をしないと死が避けがたいといったケースです。

原因と結果が強く結びついているということは、なんとかうまく原因を取り除ければ、劇的に結果が好転します。西洋医学的な方法論はこの原因を徹底的に究明し、それを除去する技術を生み出すことで発展を遂げ、多くの人命を救ってきました。

この方法論は、救急医療以外の場面でも有効です。たとえば良性発作性頭位めまい症（ＢＢＰＶ）という病気を例に挙げましょう。ＢＢＰＶは平衡感覚を司る内耳の三半規管に障害が起こり、三半規管内部の耳石が定位置から外れることによって起こります。これに対して耳石を定位置に戻す「エプリー法」という体操が発明され、非常によく治るようになりました。

このように、耳石の逸脱という原因と、めまい症状という結果が強く結びついている場合は、命にかかわらない場合でも西洋医学のほうが優位です。エプリー法に比べると鍼灸や漢方は見劣りしてしまいます。

しかし、あまりにも頻繁にめまいを繰り返す場合や、「めまいに対する恐怖でわずかな平衡感覚の揺れにも敏感になり、絶えずめまいがしているような感覚に襲われる」といった場合はどうでしょう。原因と結果は強く結びついているとは言いがたくなり、西洋医学の優位性は揺らいでくることになります。

漢方を使うと、少なくとも患者が満足する程度には症状が改善する?

漢方の有効性に関してはすでに数々の研究がなされていますから、ここでは詳しくは触れません。ただ漢方には、患者の期待や満足感を引き出しやすい特殊事情がいくつかあると思います。

一つは「自然のもの」に対する素朴な信頼です。人工物に対する不信の裏返しといえるかもしれません。ただしこれは根拠が薄いことを、薬を処方するサイドは知っておくべきです。

現在一般的に使われている錠剤や顆粒の漢方薬は、実は工場で生薬から抽出されています。乳糖やでん粉などの賦形(ふけい)剤に吹き付けをするといった「人工的」な過程を経ていますし、生薬のまま処方される場合でも、残留農薬のチェックを厳しく行っているとはいえ、最小限度の農薬や化学肥料は使用されているはずです。ですから、漢方薬は「まったくの自然」ではありません。

人類に漢方薬の薬効を教えたとされる中国の神話的指導者、神農（しんのう）は、さまざまな山野草を口に入れて薬効と毒性を確かめたあげく、最後は中毒して斃（たお）れたといいます。漢方薬として使われる生薬の中にも、たとえばトリカブトのように有毒植物として分類されているものもあり（漢方薬として使用する際には熱処理して用いる）、「自然」がまったく安全であるわけでもないのです。

先に述べたように漢方を求める人々には、「人為のもの」に対する不信の念が抜きがたく存在するように思います。自然経過で病気が悪化するよりも、人為的な治療が裏目に出て病気が悪化したときのほうが患者の心証がより悪く、いろいろな揉めごとに発展することも多いようです。

その要因の一つとして、医療が社会の〝制度〟として機能するようになり、医療が「受けさせてもらえるもの」から、「受けさせられるもの、受けなければならないもの」に変質したことが挙げられるかもしれません。「早期発見・早期治療」のスローガンのもとに検診が行われ、文字どおり痛くもない腹を探られて「病気だ」と言われ、痛みを伴う治療を受けさせられる。それで結果が悪ければ、文句を言いたくなる気持ちも分からないではありません。

その点、漢方診療は患者の主訴が出発点になります。処方を決定するときに西洋医学のような侵襲的な検査も必要ありません。非常に極端な話をすると、漢方薬が効いてしまって症状が取れ、それによって致命的な病気が見逃されてしまったとしても、「人為」を嫌う人々には受け容れられるかもしれません。

しかし漢方の専門家としてひとこと言わせてもらうと、侵襲的な検査が嫌だから、人為的な介入を厭うから、という理由だけで漢方に期待されるのは少々さびしい気がします。漢方治療も立派な「人の為すこと」です。得意とするフィールドや問題解決のスタイルが、西洋医学とは少々違うだけなのです。

医療者サイドが漢方治療にひどくこだわったり、西洋医学への不信感をあおるような挙に出れば、患者の不利益になる可能性がよりいっそう高まります。西洋医学的処置が絶対的に必要になってきたにもかかわらず、患者が拒否して説得に難渋するときがありますが、それは患者の性格が頑固だからではなく、過去に診療した医療者が、現代医療への要らざる不信を植え付けた場合も少なくないと私は感じています。

治療に「参加」してもらえる余地が大きい

「患者の満足」という点から、もう一つ別の論点を出してみましょう。

漢方薬には独特のにおいや味、形があります。そのために「飲みにくい」と苦情を言う患者もいるのですが、それは悪いことばかりではありません。薬の風味というものは、患者に対する一種の情報開示です。患者は「こういう味の、こういうにおいの薬なのか」と感じることができ、医師の見立てと合致するかどうかは別としても、自分のからだが欲しているものか否か、飲んでよさそうなものかどうかの判断を下す余地があります。

西洋医学では、薬は無味無臭で、剤形も飲みやすいほうがいいに決まっていると考えるのが一般的でしょう。製薬会社もこぞって服用しやすい剤形を開発します。しかし患者は、薬を服用するときに何も感じないので、薬そのものから五感を通じて情報を得ることはありません。あるのは「医療者からの説明」という文字情報のみです。

薬の効きめを判定するのは医師の仕事とされています。もちろん患者が効きめを実感することもあるでしょうが、新薬の臨床試験などでプラセボ（偽薬）を飲まされていたりすると、患者が「効いた」と思っても、それは薬の効きめではないと判断されるケースがあります。また患者が「ちっとも効いていない」と思っていても、検査の値がよくなっていれば医師は有効と評価するかもしれません。いずれにしろ、患者の判断は医師の判断より劣位に置かれているのです。

一方、東洋医学では、「あの漢方薬はまずい」と言って飲まない患者がいたとしても、処方をした漢方医は、「ひょっとしたら、患者の体質に合っていなかったのかもしれない」という可能性を考えます。もしそうなら、患者は副作用が出たかもしれない薬を飲まずに済んだことになりますし、薬を早い時期に替えて、より適切な処方にたどりつきやすくなるわけです。

「良薬口に苦し」といいますが、体質に合っていると、苦い漢方薬でも不思議と飲みやすく感じることが多いのです。ですから、漢方薬の効能の予測や効果判定では、「医師と対等」とまではいかないかもしれませんが、西洋薬に比べかなり患者の評価が認められているといえます。

また西洋医学では、薬の服用に際しての信頼感や不安感など心理的影響をなるべく排除して考えようとします。しかし東洋医学ではそういうものには無頓着で、腕のよい医師になると、むしろそういった心理的効果をも味方につけようとします。

たとえば〈清暑益気湯(せいしょえっきとう)〉という名前の薬があります。これを処方するときに私は、「セイショエッキトウという薬を飲んでください」とか「ツムラの何番を出しておきます」と言うのではなく、「あなたは夏バテで参っているのだから、『暑さを清めて気を益す』という名前のお薬を出します」というふうに説明します。

漢方薬の能書をわざわざ読み上げたり、処方する薬について書かれた漢方の解説本の一節をコピーして患者に渡すなど、ほかにもやり方はさまざまあります。何のためにこういうことをするのかというと、「いま処方している薬は、あなたの体質や症状に合わせてお出ししています」ということを感じてもらうためです。

どのような見立てなのか、どうしてこの薬を処方されたのかを十分理解してもらえれば、漢方薬独特の味や香り、あるいは見た目さえも、「効きそうだ」という期待感を増幅しやすいのです。それでも実際に薬を飲んでみたら「まずくて飲めなかった」ということになれば、その患者の感想はただの気まぐれや好き嫌いなどではなく、重視すべき所見ということになりえます。

こういったことを含めて、東洋医学は西洋医学よりも患者に参加してもらう余地の大きい医療であり、うまくすると患者の満足を引き出せる潜在力を持っていると私は考えています。

漢方は西洋医学よりも安全で副作用が少ない？

漢方が安全、とは一概に言い切れません。非常に有名な例では、「ウイルス性肝炎に対してインターフェロンで治療中に〈小柴胡湯(しょうさいことう)〉を使うと重度の間質性肺炎を起こす」というものがあります。しかし間質性肺炎を起こす副作用は、ウイルス性肝炎でなくてもインターフェロンを使っていなくても、漢方薬で出現することがあります。さらにいえば、漢方薬でなくても、非常に多くの種類の西洋医学の薬でも経験される副作用です（抗がん剤のイレッサという薬では、大きな裁判となり注目されました）。

なぜこのような副作用が出現するのか、そのメカニズムは今なおはっきりしていません。間質性肺炎は肺に対する免疫の反応であることを考えると、ごく一部の人が特定の薬剤に対して過敏反応を起こしているのでしょう。つまりその薬剤の毒性というよりも、薬剤と患者の〝相性〟が悪かった、ということなのだろうと考えられます。

これに対して西洋医学の薬剤には、この相性の問題のほか、コインの表裏のようにつきまとう類の副作用があります。鎮痛剤を例にとってみましょう。

空きっ腹で鎮痛剤を飲んだ直後に胃カメラを撮ると、胃の粘膜が赤くなったり、ただれたりする変化がほぼすべての人に現れるといわれます。鎮痛剤の多くは、プロスタグランディンという生理活性物質を抑えることで痛みや炎症を止める効果を発揮します。このプロスタグランディンは胃の粘膜を保護する役割を担っているために、鎮痛剤は宿命的に胃を荒らしてしまうわけです。

このように薬の投与という「原因」と、お約束の副作用という「結果」が直接結びついているため、この章の冒頭に紹介したように、私の同級生は鎮痛剤の投与を躊躇したわけです。抗がん剤の場合は、「細胞を殺す薬」、つまりほとんど毒のような薬なわけですから、もっと端的に宿命的な副作用が現れます(質疑応答篇Q2参照)。それを回避するために他の薬を使わなければならず、このようにして薬の種類が増えると、相性が合わないために起こる副作用のリスクも上がります。

西洋医学の薬剤の歴史はたかだか一〇〇～一五〇年程度ですが、漢方薬の歴史は非常に長く二〇〇〇年ぐらいのスケールです。その長い歴史のあいだに無数の生薬や処方が実用に供され、あるものは効きめがなく、またあるものは有害な副作用が多いために使用されなくなりました。このような歴史の淘汰を経て今に生き延びている漢方処方は、宿命的な副作用の問題に関してはかなりクリアされていると思います。

とはいえ漢方薬でも相性が合わずに思わぬ副作用が出ることはあります。「他の多くの薬より特に危険ということはない」とはいえますが、絶対の安全性があるとまではいえないのです。

漢方は長期間連用しても問題が少ない？

漢方薬の場合、相性が合わないために起こってくる副作用は、服用開始から比較的早期に発現します。しばらく服用して問題がなければ、長期服用しても何も起こらないことがほとんどです。

　ただし、症状がよくなり漢方薬が効いたと思われるときほど、漢方薬の〝やめどき〟が分からなくなってしまうという別の問題が出てきます。もう十分よくなったのでやめようとすると、患者から「心細いので続けてください」と言われてしまったり、やめた途端に症状がぶり返したというケースはしばしばあります。薬をやめたら症状が悪化したり他の症状が出てきたりすると、どうしても前の薬を続けたままで、さらに異なる薬を追加してしまいがちです。

　しかしここが不思議なところですが、漢方薬はカレーのルウに似て、たくさんの種類の生薬を混ぜれば混ぜるほど効果がマイルドになっていくのです。

　たとえば胃の具合が悪いので胃腸の働きをよくする〈六君子湯(りっくんしとう)〉という漢方薬を処方していたとします。それがとてもよく効いて患者のほうから処方をせがまれるようになると、「もうよくなっているから、やめましょう」とはなかなか言い出しにくくなります。そんなとき、その方が風邪を引いたので〈葛根湯(かっこんとう)〉という薬を飲んだとします。

　ふつうなら六君子湯の薬によって胃の調子が、葛根湯によって風邪も治るだろうと予測しますが、漢方では、葛根湯を飲んだとたん胃の調子がいまいちよくなくなって、風邪もなかなか治らないということがしばしばあるのです。このように「一足す一が二にならない」ということがあるため、漢方薬は長く連用すると処方の使い方に悩む場合が出てきます。そんなときは、葛根湯を飲むあいだは六君子湯をやめてもらうとか、〈参蘇飲(じんそいん)〉という胃にやさしい風邪薬に変更します。

　西洋医学の薬であれば、一つの錠剤につき原則的には単一の成分しか含まれていません。解熱鎮痛剤に抗生物質、咳止め……というふうに薬の種類を増やしていけば単純に作用は足し算されていきます。これに対して漢方薬は、一種類の生薬をとってみても非常に多種類の生理活性物質を含んでいます。漢方ではこの生薬を数種類ブレンドして一つの「処方」をつくっていますから、さらに複雑な効きめを有しているわけです。

古典的な処方については、先人たちが治療経験をさまざまな書物に残しています。だから処方の使い方や適応範囲を窺い知ることができるのですが、複数の処方を混合した場合はどうでしょう。どのような効果が出現するかは予測が難しいのですが、一般的に「混ぜれば効果は薄まる」と考えておいたほうがよいと思います。

ただ何ごとにも例外はあって、処方を構成している生薬単位に分解して、各々の生薬の役割や分量、そして相性なども考えて混合することもあります。

たとえば、先の六君子湯という胃薬をずっと服用しているケースだと、〈香蘇散〉という風邪薬であれば混ぜてOKということがあります。これは〈香砂六君子湯〉という処方が古典に記載されていることを知っていて、香蘇散と六君子湯を混ぜるとその処方の組成に近くなることも分かっている専門家のやり方なのですが、このような工夫で一足す一が三以上になることもありますし、それでもやはりうまくいかないこともあります。

「じっくり体質改善」ばかりではない

「西洋医学は速効性だが対症療法にとどまる。それに対し、東洋医学は体質を改善するが時間がかかる」という意見があります。たしかに、病気を起こしている部分ではなく全身的な体調の乱れを見てバランスを調整し、結果として病気がよくなっていく戦略（漢方の用語で「本治法」といいます）を採った場合、効果発現までに時間がかかることが多いでしょう。

私は多くの場合、「二週間ぐらい続けて、何もよいことがなければ処方を変えます」と説明しています。たとえば「生理痛がひどい」という主訴の患者に漢方薬を処方して、二週間後に「よく眠れるようになった」「お通じがつくようになった」という反応が返ってくれば、効いていると考えて処方を続けます。そうするとしだいに主訴の生理痛が落ち着いてきます。しかし二週間たっても何も変化がない場合は、私はふつう処方を変更します。

ちなみに漢方にはもう一つ、症状にターゲットを絞って素早い改善を目指す戦略（「表治法」）もあります。感冒症状や急な腹痛などでは、ものの一五分ほどで驚くほどの効果をあげることもあるので、漢方薬は必ずしも「じっくり体質改善」ばかりではないのです。

漢方は、発症機序のより本質的な部分にも効果を及ぼす可能性がある？

先ほども述べたように漢方薬は複雑な多成分系で、薬効メカニズムは科学的に解明されていない部分がまだまだ多いのです。これだけ複雑だと、おそらく服用する人によって作用の出方に違いが生じるでしょうし、すべてのパターンについて完全に解明するのはほとんど不可能だと思われます。いわば漢方薬はブラックボックスの部分が大きいのですが、「ブラックボックスに何かいいものが詰まっているのではないか」「これまで西洋医学では不可能であったものを可能にする何かがあるのではないか」と虫のいいことを考える臨床家は、私を含め多くいます。

私にメールをくれた乳腺外科医の同級生もきっと、「漢方薬なら生理前のホルモンバランスを整えるところまで作用してくれるかもしれない」とひそかな期待をしているのだろうと思います。この点については、私には分かりません。そういった事柄をきちんと証明するには、ブラックボックスの中身を明らかにする基礎研究がもっともっと必要です。

しかしブラックボックス云々とは別に、漢方には西洋医学には見られないような独特の治療戦略があります。

感冒の治療を例にとりましょう。

西洋医学では、溶連菌による扁桃炎には抗生物質を、インフルエンザには抗ウイルス剤を、というように病原体ごとに治療するのが王道です。しかし現実は、ライノウイルスやコロナウイルスなど、感冒を引き起こす多くの病原体には治療薬は存在しません。ですから、溶連菌またはインフルエンザの場合を除けば、感冒の患者がやってきたら「お引き取りください」と言うのが〝まっとうな〟西洋医学の治療ということになります。

とはいっても追い返してばかりでは申し訳ないので、熱が出たら解熱剤、咳が出たら鎮咳剤、痰が出たら去痰剤と症状ごとに薬を出されることが多いでしょう。そうするとだいたい出す薬はいつも同じになってしまいます。解熱剤・鎮痛剤・去痰剤などがセットになった「総合感冒薬」というものがあって、風邪だったら半ば条件反射的に総合感冒薬を出すことが一般的に行われています。これは治療ではなくいわば一時しのぎであって、総合感冒薬は決して「感冒治療薬」ではないのです。

一方、東洋医学ではどうでしょうか。

病原体ではなく、発熱や疼痛、腫脹といった症状、すなわち病原体と闘うために身体が起こしている反応（抗病反応）に注目します。病原体を効率よく排除できるように、抗病反応を〝適正化〟することが治療の要諦と考えるのです。

たとえば、先に挙げた葛根湯は有名な風邪の薬ですが、漢方の古典の記載によれば、「背中がゾクゾクと寒くて、頭やうなじが痛くなり、汗が出ないとき」に投与します。葛根湯を飲むと背中のゾクゾクがなくなり、頭痛が軽くなって、汗が出てきて治るのです。この「背中のゾクゾク」が取れるときに一度からだが熱くなり、そのときに体温を計ると薬を飲む前より上がっています。ですから葛根湯は「熱さまし」ではないことを患者に説明しないと、あとで苦情のもとになります。

それではなぜ、風邪を引いて熱を出しているときに、漢方医はわざわざ熱を上げるような薬を出すのでしょうか？　風邪のウイルスが侵入したとき、なぜからだは熱を出すのかを考えれば分かります。ウイルスが熱に弱いため、体温を上げてやるとウイルスを効率よく退治できる、という理由

西洋医学と東洋医学？

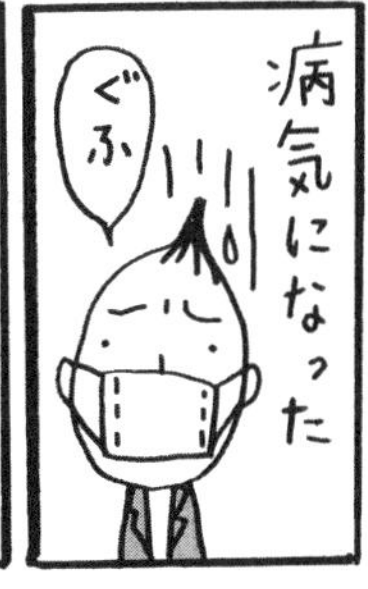
病気になった
ぐふ

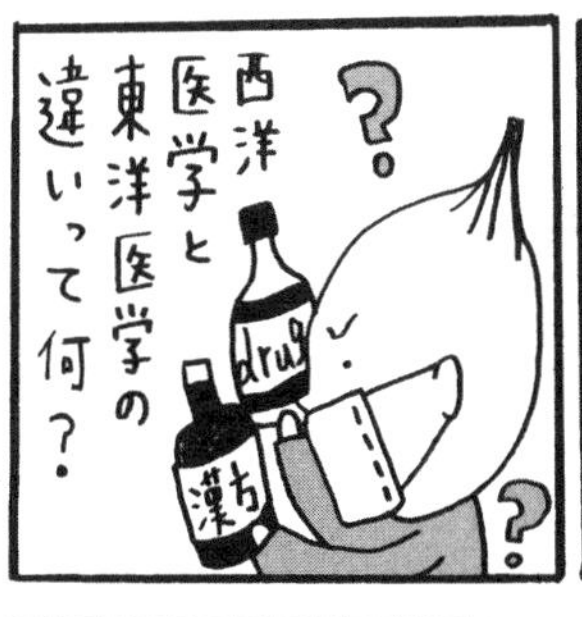
西洋医学と東洋医学の違いって何？
？
？
drug
漢方

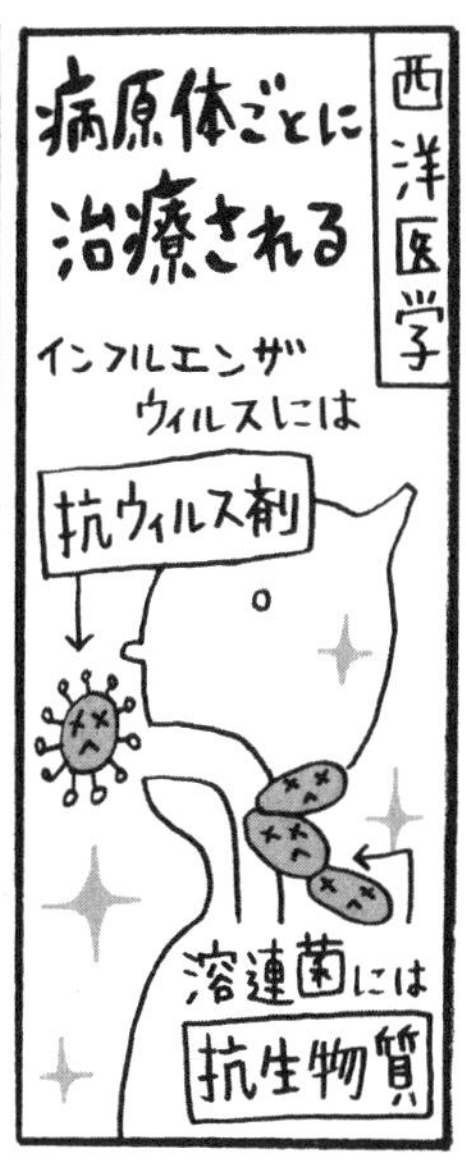
西洋医学
病原体ごとに治療される
インフルエンザウィルスには
抗ウィルス剤
溶連菌には
抗生物質

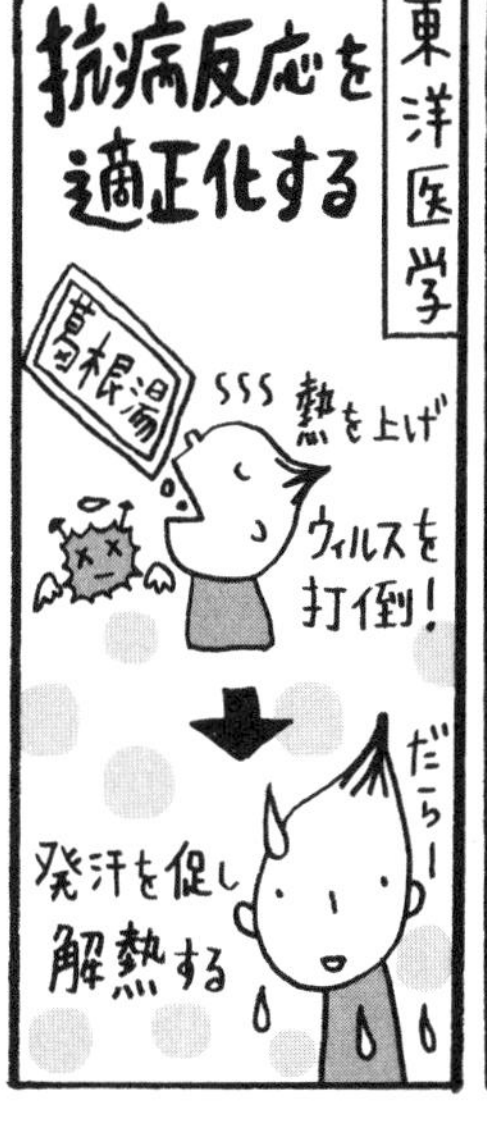
東洋医学
抗病反応を適正化する
葛根湯
熱を上げ
ウィルスを打倒！
だら～
発汗を促し解熱する

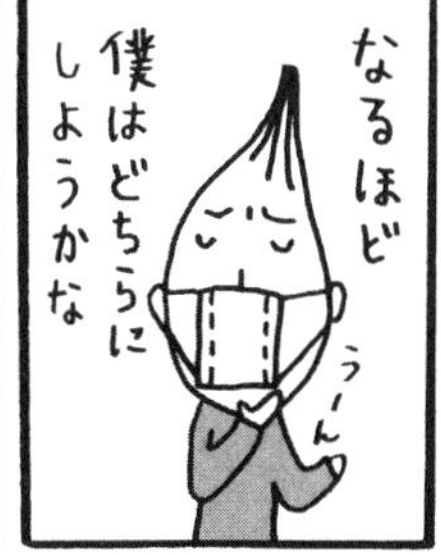
なるほど
僕はどちらにしようかな
う～ん

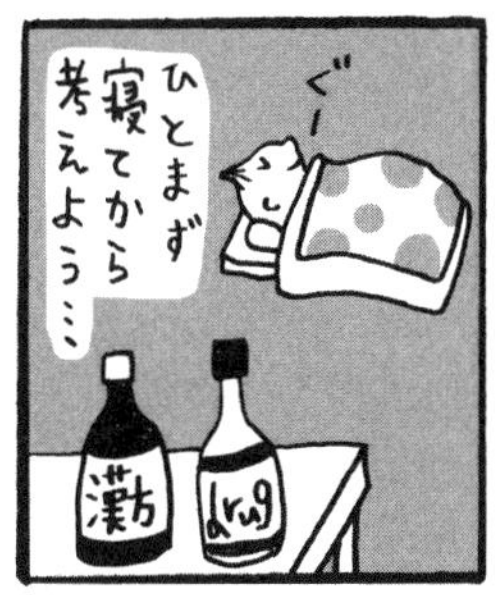
ぐ～
ひとまず寝てから考えよう…
漢方
drug

があるのです。からだは何の意味もなく発熱しているわけではありません。

このように葛根湯は、「いったん十分に熱を上げてウイルスを打倒し、そのあと発汗を促して解熱する」という優れた作用メカニズムを持っています。しかも発熱で消耗した体力を補う生薬も配合されていて、「熱が出たら解熱」「咳が出たら鎮咳」という一本線の戦略とは大きく異なっています。最近の研究では、葛根湯の投与でウイルス排除を促進する炎症物質が増加することが確かめられており、東洋医学の感冒治療戦略が科学的にも妥当であることが証明されてきています。

名人芸の世界?

さて、ここまで乳腺外科医の同級生がわざわざ私にメールをくれた理由をいろいろ考えてきましたが、もう一つ、もしかしたら彼女には、「漢方は名人芸の世界である」というイメージがあったのかもしれません。

もし「漢方は誰がどう出しても同じ」と考えているのなら、最近はいろいろな書籍やネットでも情報が入るので、自分で調べただろうと思います。そうしなかったのは、ネットで少し調べたぐらいで漢方診療を真似てもうまくいかないだろう、経験を積んでいる人の漢方の使い方には書物では学べない何かがあるのだろうと予想したからかもしれません。

東洋医学は、診断も治療も「個人差」を大切にします。同じ病気でも違う処方を出したり、違う病気に同じ処方を使うこともあるくらいです。ですから乳腺症の患者を一〇〇人診ても、九九人目までとはまったく違う治療を一〇〇人目で初めてトライしてみることになるかもしれません。

そういうときは、経験の厚みとかそれまでの治療成績が突然通用しなくなるわけで、九九人治療した漢方専門医も、これから初めて治療する初心者も、同じスタートラインに立つことになります。ましてや私のようなちっぽけな知識と経験では、同級生に何も教えるようなことはないようにも思います（とはいえそれではせっかく連絡してくれた同級生をがっかりさせることになるので、いちおうひと通りのことはお話ししましたが）。

たしかに名人・達人の域に達している先生のお話を聞くと驚くほど多様で、悪くいうと、言っていることがバラバラです。後で詳しく述べますが東洋医学には流派の問題もあり、そういった事情が理解しづらく、これから勉強したい人を遠ざけてしまっているかもしれません。しかし多様な考え方が存在することが実は東洋医学の強みになっており、臨床の実際に力を発揮することになるのです。

そのことには徐々に触れていくとして、まずは私自身がどういうなりゆきで漢方に興味を持ち、学んでいったかを述べてみたいと思います。その中で、東洋医学が大きな広がりと多様性を持った学問であることを紹介していきましょう。

2 漢方に出会うまで

DNAは編集できる!

一九八七年、利根川進氏が免疫学の功績で日本人初のノーベル生理学・医学賞を受賞しました。そのとき私はまだ小学生で詳しいことを理解するのは数年後になりますが、当時の科学雑誌や読み物（子ども向けのものを含め）では、利根川博士の研究をずいぶん取り上げていたと思います。

人間のからだは絶えずさまざまな病原体の侵入にさらされています。大腸菌や肺炎球菌などの細菌、インフルエンザやはしかを起こすウイルス、蟯虫やサナダムシなどの寄生虫などなど、ありとあらゆる外敵が人間のからだを狙っています。その外敵を迎え撃つための重要な武器の一つが、抗体といわれるタンパク質です。

抗体は外敵の形を正確に見分けてその表面にペタペタとくっつきます。大量の抗体にくっつかれると病原体は身動きがとれなくなり、やがてからだの中の「ごみ処理班」がやってきて、それを片づけてしまいます。

いま「抗体は外敵の形を正確に見分けて」と書きましたが、これは「一種類の抗体は一種類の外敵にしかくっつかない」ということです。具体的にいうと、はしかのウイルスに対する抗体はインフルエンザのウイルスにはくっついてくれません。もっというと、インフルエンザA型の抗体はインフルエンザB型にはくっついてくれません。さらにいうなら、インフルエンザAソ連型（ソ連かぜ）の抗体はA香港型（香港かぜ）ウイルスにすら見向きもしないのです。そうなると、からだはいろいろな病原体の侵入を受けるたびにいちいち別々の抗体を際限なくつくっている、ということになります。

抗体は、DNAという設計図からつくられるタンパク質です。DNAはからだ中の細胞の「核」というところにひとそろいずつしまい込まれています。つまり各々の細胞の核には、一つのタンパク質や一つの細胞に必要な設計図だけがしまわれているのではなく、からだ全体をかたちづくるのに必要な設計図がすべてしまいこまれているわけです。

たとえば胃の細胞をとってみても、核の中には胃の細胞の設計図だけがしまわれているのではありません。肺の細胞の設計図、肝臓の細胞の設計図、皮膚の設計図と、からだのすべての設計図がひと通り納められています。同じように肺の細胞にも、肝臓の細胞にも、皮膚の細胞にも、胃の細胞の設計図を含むからだすべての設計図が核にしまわれています。ですから情報量としては膨大なものがあります。

しかし、いくら膨大といっても限りがあります。この世のすべての病原体に対して、DNAというひとそろいの設計図からそれぞれ別々の抗体をつくり続けることができるのでしょうか。いくらDNAに膨大なデータがあるといっても、そんなことは不可能です。

利根川博士の研究はこの矛盾に解決を見出しました。すなわち、抗体はリンパ球という血液の細胞がつくるのですが、そのリンパ球には「自分のDNAを切ったり張りつけたりする能力」があることを発見したのです。つまりリンパ球は、核にしまわれている設計図を自分で〝編集〟して、莫大な種類の抗体をつくれるようにしているのです。

たとえば設計図に二〇〇〇種類の抗体の設計図が載っていたとします。これが編集できないとしたら、リンパ球は自分がつくる抗体をこの二〇〇〇種類から選ぶしかありません。しかし抗体の二つのパーツの設計図が一〇〇〇種類ずつDNAに載っていて、それを編集して組み合わせて抗体をつくるとしたらどうでしょう。つくれる抗体の数は一〇〇〇×一〇〇〇＝一〇〇万種類にまで一気に増えます。

利根川博士のこの発見は、学者たちを大いに驚かせました。からだのどの細胞の核を調べても、DNAの情報は原則的に同じはずだと考えられていたからです。しかしリンパ球は自分のDNAを切り貼りできるので、リンパ球だけは改変されたＤＮＡを持っている――利根川博士のこの発見は、それまでの常識を覆すものだったわけです。

自分を攻撃する抗体もつくれてしまう ――自己免疫という内戦

このように莫大な種類の抗体がつくれる能力があるということになると、困ったことが起きます。外からやってくる病原体にくっつく抗体だけをつくってくれればよいのですが、リンパ球の設計図の編集はまったくランダムに起きるので、ときに自分のからだの成分にくっつく抗体をつくってしまうことが起きうるわけです。これを「自己抗体」といいます。

自己抗体ができると、いろいろ不都合なことが起きます。抗体がくっついている物質は、いわば「これが外敵です。片づけてください」というタグが付いているようなものですから、抗体が自分の細胞や組織にたくさんくっついていたりすると、からだの免疫のシステムが攻撃しはじめることがあります。その結果、自分の細胞や組織が傷ついてしまいます。

このように自分のからだを、やはり自分のからだの一部である免疫システムが攻撃してしまうことを「自己免疫」といいます。からだの中で起こる〝同士討ち〟だとか、〝内戦〟のようなものです。たとえば関節リウマチという病気では、関節の中で激しい免疫の反応が起き、関節の細胞が攻撃され、組織が破壊されます。この関節リウマチのように、自己免疫が原因となって起こる病気のことを、「自己免疫疾患」あるいは「膠原病」と呼びます。

話が脱線しますが、膠原病という呼び名は、ポール・クレンペラーというイギリスの病理学者が一九四〇年代につくった言葉です。病理学とは主に顕微鏡をのぞいて病気の原因や診断治療を研究する学問ですが、クレンペラーは関節リウマチをはじめとするそれまで謎とされていたいくつかの病気を研究するため、患者から採取した組織を顕微鏡でせっせと調べていました。そしてあるときクレンペラーは、それらに共通した病変の特徴に気づいたのです。それは、どの病変にも「コラーゲン」という物質が溜まっているということでした。

クレンペラーは、コラーゲンが原因となる病気という意味で、関節リウマチを含むいくつかの病気を総称して「コラーゲン病」と名づけました。これが日本語に訳されて膠原病となったのです。

しかしその後研究が進むにつれて、コラーゲンは病気の原因ではなく結果であることが分かりました。自己免疫によって細胞や組織が壊されると人間のからだはそれを修復しようとするのですが、細胞を元の数まで増やすだけでも相応の時間がかかりますし、組織がきちんと機能するには細胞がバラバラに並んでいるだけではだめで、秩序だった構造をつくらなければなりません。それがすぐには不可能な場合、とりあえず傷ついたところ同士を糊のようなものでくっつけておくということが起こります。この糊に当たるのがコラーゲンです。

コラーゲンはただの糊ではなく、弾力性と柔軟性に富んだ高性能の生体材料です。皮膚の組織や軟骨組織は、コラーゲンが細胞と細胞を結びつけている組織であり、コラーゲンが支えている組織といっても過言ではありません。

イイモノ自己免疫（1）――がん免疫

話を自己免疫に戻しましょう。

自己免疫は、からだにとって困ったことばかりかというと、そうでもありません。からだにとって自己免疫がどうしても必要となる場面があるのです。そのイイモノ免疫の代表が「がん免疫」と「ウイルス感染防御」です。

がんとは、組織をかたちづくる細胞が無秩序に増えて腫れ物のようになる病気のことです。たとえば胃にがんができると、胃の中で腫れ物がどんどん大きくなります。そのまま放っておくと食事が通過しなくなり、胃としての機能が果たせなくなります。それだけではなく、胃の中のがんが胃の外の膜を食い破って隣の肝臓や膵臓などに広がって（浸潤）、臓器の働きを妨げたり、がんの細胞がリンパ管や血管の中を流れて肺とか骨など遠くの臓器に飛び火して（転移）、そこでまた増えはじめて臓器を破壊したりします。

通常、細胞というものは、一定回数分裂すると寿命がきて死滅するようにできています。役割を終えると死滅するスイッチが入るようになっていることもあります。そのおかげで組織や臓器が正常に機能しつづけることができるわけですが、いつどこで細胞が増えるのか、そしてどのタイミングで細胞が死滅するのかは、それぞれの細胞の核の中にあるＤＮＡの設計図に書き込まれています。

その設計図に狂いが生じると、狂いが生じた部分によっては正常に〝死滅のスイッチ〟が働かなくなる。これが、がん細胞を生じさせるプロセスです。

日常生活には、この大切な設計図であるＤＮＡを傷つけるようなものがあふれています。太陽の光の中にも「紫外線」という天然の放射線が含まれていてＤＮＡを傷つけます。生きていくために絶対不可欠な酸素も、からだの中で「活性酸素」というものに変化してＤＮＡを傷つけることがあります。魚のおこげや山菜といったありふれたものにもＤＮＡを傷つける可能性のある天然物質が含まれるといいますし、タバコの煙、食品添加物、薬品などさまざまな人工の化学物質もＤＮＡを傷つけることはよく知られています。

したがって、「からだの中には絶えずがん細胞が出現している」と考えられています。しかし大半の人ががんにならず健康を保てているのは、がん細胞が増殖して肉眼でも見えるような腫れ物に成長する前に退治してくれるシステムが、からだの中で働いているからなのです。それが、がん免疫です。

がん細胞は、ウイルスや細菌のように、外からやってきて組織にとりつき害をなすものではありません。もとをただせば、自分のからだの一部であった細胞です。それを攻撃したり排除したりするがん免疫は、とりもなおさず自己免疫の一種であるといえます。

イイモノ自己免疫（2）――ウイルス感染防御

細胞のDNAを書き換えてしまうものの中には、ウイルスという病原体もあります。

ウイルスはよく細菌と混同されていっしょくたにされてしまうのですが、細菌の約千分の一のサイズの、まったく異なった病原体です。細菌は普通の光学顕微鏡で見ることができますが、ウイルスは非常に小さいので、電子顕微鏡という大掛かりな装置を使わないと見ることができません。それほど小さいウイルスが、なぜ細菌と同じように人間に病気を引き起こすことができるのでしょうか。

ウイルスは、自分を増殖させるための装置や、自分が生命としての活動を営むための装置を自前で持っていません。あるのは自分の設計図と、設計図をしまうための膜、この二つだけです。

ウイルスは細胞にとりつくと、設計図を巧みに細胞の中に潜り込ませて、いわば細胞の〝乗っ取り〟を企みます。乗っ取られてしまった細胞はウイルスの部品を大量に生産しはじめます。そしてウイルスの組み立て作業も手伝い、完成品となったウイルスを山のように吐き出しながら細胞は死んでいくのです。

先ほど述べた抗体は、からだの中を浮遊しているウイルスに大挙して張りついてその動きを封じるのですが、細胞に潜り込まれるともう手が出せません。そこでからだには、ウイルスに乗っ取られた細胞を丸ごと殺してしまい、ウイルスが大量に複製されるのを阻止するという免疫のシステムが存在します。これがウイルス感染防御です。

ウイルス感染防御で犠牲になる細胞も、もとはといえば自分のからだの一部であったわけですから、ウイルスに乗っ取られたとはいえその細胞を殺してしまうのは、やむをえざる自己免疫といえるでしょう。

免疫に課せられた過大な任務

ここまで、自己免疫の悪い面と良い面を見てきました。免疫というシステムがいかに難しい課題を担わされているのかが、自己免疫という現象を考えることでお分かりいただけるのではないかと思います。つまり免疫システムは「外敵」をやっつけるだけではなく、がん細胞のような〝裏切り〟や、ウイルス感染のような〝乗っ取り〟をも取り締まらなくてはいけないのです。

免疫が突きつけられた難しい問題を見せつけるような病気の一つが、ウイルス性肝炎です。肝炎ウイルスは、他のウイルスより少し利口なところがあります。肝臓の細胞にとりついて自分の部品をつくらせるのですが、細胞が壊れるまで盛大にこき使うことはせず、肝細胞と共存しながら自分の仲間を増やしていくのです。しかも肝炎ウイルスは、頻繁にウイルス自身の設計図を変更したり、免疫の監視を弱めるようなタンパク質をつくったりして巧みにウイルス感染防御をかいくぐり、乗っ取った細胞が殺されてしまわないようにしています。

ウイルスが肝細胞と共存するなら問題ないように思われるかもしれませんが、ウイルスが肝細胞の中でつくったタンパクは、しだいに肝細胞の働きを狂わせていきます。しかもウイルスは、自分が厄介になっている大家さんの肝細胞の設計図にまで手を付けてデタラメに書き換えてしまうこともあり、最終的に肝細胞ががん化することがあるのです。

感染早期の段階ではウイルスが少しの肝細胞しか乗っ取りを起こしていないので、感染した肝細胞をやっつけてしまえば最小限の犠牲で済みます。肝臓は非常に再生能力が強いので、少ない肝細胞の犠牲であれば完全に回復します。

ところが、大半の肝細胞に感染してしまった後で突如ウイルス感染防御のスイッチが入ってしまったら大変なことになります。免疫のシステムは肝臓全体の細胞という細胞に攻撃を始めてしまい、肝臓は機能不全となり、生命の危険が生じます。

これを「劇症肝炎」といい、非常に致死率が高く、しばしば肝移植でないと助からないことがあります。劇症肝炎は元をたどればウイルスが原因なのですが、差し当たって困った課題はこのような免疫反応の行きすぎです。

これをなんとかしないと命が助かりません。外敵だけでなく、仲間による裏切りや乗っ取りまでを防がなくてはならないという過大な任務を背負わされた〝免疫警察官〟が、混乱して誰が敵か味方か分からなくなってしまい、ついに仲間に銃を向けて大規模な内戦状態に入ってしまった……。そんな状態といえるかもしれません。

免疫を抑える治療とその限界

劇症肝炎の治療の第一歩は、この暴れ回る免疫を抑えることです。

多くの人が誤解をしていることですが、《免疫＝善、ウイルス＝悪》というような簡単な図式は臨床では当てはまりません。健康食品のうたい文句で「免疫力を高めます」などという言葉を目にしますが、実際にその健康食品が免疫力を高めるかどうかも怪しい以上に、私は「免疫力が高い」ことがよいことだと無邪気に喧伝する考え方そのものが信用できません。

免疫性善説を信じている人に、「免疫を抑える」ことが治療になると説明するとたいてい驚かれます。ウイルスがそもそもの原因となっているのに、免疫を抑えることが治療になるのか、と。この辺は非常に難しいところですが、大火事で燃え上がっているときにはとにかく火を消し止めなければならないということでしょう。放火犯を云々するのは後回しです。

さて、私たち膠原病内科医が診ている患者の大半は、自己免疫が原因の病気で困っておられますから、先ほどの劇症肝炎と同じく、治療は免疫を抑えることになります。

膠原病の名付け親であるクレンペラーの時代には、免疫を抑える薬はほとんどありませんでした。しかし戦後、「副腎皮質ステロイド」という薬を皮切りに治療はしだいに進歩しました。全身性エリテマトーデスという膠原病を例に挙げると、一九七〇年ごろまでは実に九人に一人は一年以内に亡くなっていましたが、今は免疫を抑える薬の進歩により、発病後一〇年たっても死亡率は一桁、というレベルになってきています。

しかし長期間にわたって免疫を抑える治療を続けていると、当然のことながら、患者は感染症のリスクを負うことになります。そこで少しずつ薬を減らすのですが、免疫には「記憶する」という性質があります。いったん「敵だ！」とみなしたものは、なかなかその記憶を失ってはくれないのです（はしかは一度かかったら二度とかからないのは、そういう理由からです）。そのため、薬の量が一定以下となって免疫の抑えが外れてくると、病気が元のように再燃してくる人がいます。

そのような経験をしているうちに私は、自己免疫疾患というものに対して、ただ免疫を抑えつけるという治療だけをしていくことの限界を感じるようになりました。何かほかに方法はないものだろうかと考えるようになってきたのです。

劇症肝炎の場合なら免疫の働きを狂わせる原因がウイルスにあったわけですが、それ以外の自己免疫疾患や膠原病では、何が免疫を狂わせている原因なのか分からないことが大半です。そして原因が分からぬまま治療を開始し、そのあと「どういう患者さんが、どうなったときに病気が再燃してくるのか」もはっきりしないまま徐々に薬を減らすことになります。免疫抑制治療の〝出口戦略〟は、まったくの手さぐり状態のなかで描かれているといっても過言ではないでしょう。

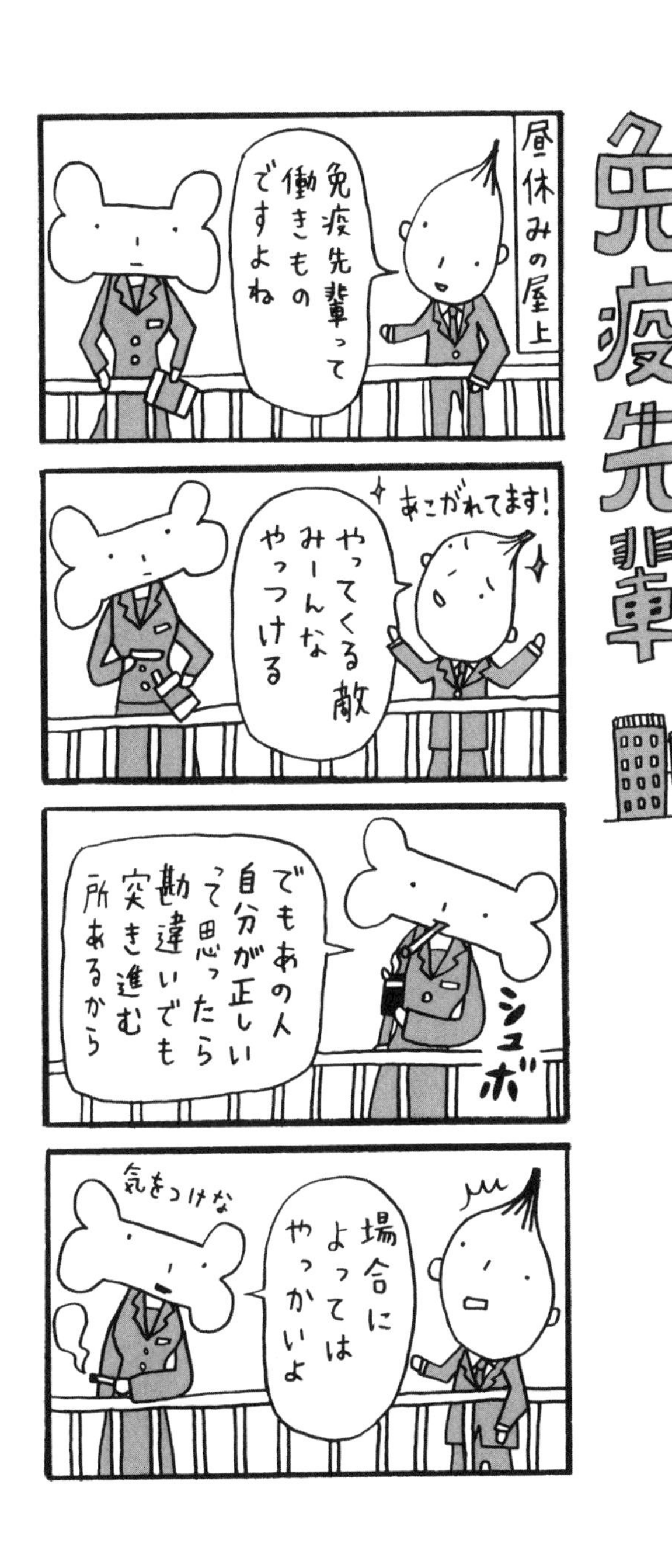
免疫先輩
昼休みの屋上
免疫先輩って働きものですよね
やってくる敵みーんなやっつける
あこがれてます!
でもあの人自分が正しいって思ったら勘違いでも突き進む所あるから
シュボ
場合によってはやっかいよ
気をつけな

悪いところはいつも悪いのか？

私は一〇代のころに利根川博士の研究に興味を持っていたので、医師になって自己免疫が引き起こす病気、すなわち膠原病を専門とするようになったのは自然のなりゆきだったかもしれません。現在に至るまで、利根川博士も含めて多くの免疫学者や医師たちが、自己免疫の原因とよりよい治療法について研究を重ねてきました。その多くは新しい自己抗体であったり、新しいタンパクであったり、新しい細胞を見つけて、その働きを調べて病気とのかかわりを明らかにしていくというものでした。

免疫を抑える薬として最初期に出てきた副腎皮質ステロイドという薬は、いわば全面的に免疫を抑えてしまうのですが、最近になって次々に開発される新薬は、学者たちの研究で新たに特定された免疫の働きを「部分的に抑えていく」という作用を持っています。つまり免疫システムのうち、問題のない部分には手をつけずに、都合の悪い部分だけを抑えて感染症や副作用のリスクを少なくして問題をクリアしようという発想です。

しかし私には、たとえ部分的であろうが、「悪いところを抑える」という発想に納得できないものを感じていました。

今まで見てきたように自己免疫という現象には、病気を起こすだけでなく、がんやウイルス感染からわれわれを守ってくれる側面もあるのです。からだに備わっている免疫のシステムのうち、病気を引き起こすためだけに存在するような部分があったとしたら、そんなものは生命の長い進化の中で淘汰されてしまうはずです。たとえトラブルを起こしやすい部分が免疫にあったとしても、それは何らかの理由で残っているシステムなのであって、それを完全に抑えてしまえばまた何かしら別の困ったことが起きるはずです。

「系として効く」とは？

今をさかのぼること二〇年前、私は大学受験に失敗し、一年間浪人時代を過ごしていました。そのときは時間を持て余して家でテレビを見てばかりいたのですが、あるとき難波恒雄という先生が生薬についてお話をされていた番組を見て、とても印象に残りました。西洋医学の薬は一般的には単一の成分で単一の標的に効いていくが、東洋医学の生薬は非常にたくさんの成分を含んでいて、それが「系として効いていく」というようなお話でした。

そもそも近代薬学の黎明期は、漢方などで使われる生薬がどのような有効成分を含み、どのようなメカニズムで効くのかということを研究していました。

有名な風邪薬の〈葛根湯〉にも含まれている麻黄という生薬にエフェドリンという成分が含まれているのを明らかにしたのは、一八八五年、長井長義（一八四五―一九二九）という薬学者の仕事です。近代薬学はこのように生薬から有効成分を抽出し、純度を高めて効果の強い薬をつくり出すことを目指しましたが、効果の強い薬はしばしば「両刃の剣」であって副作用も強く出がちです。

エフェドリンは気管支を拡張する作用に優れ、咳止めとして用いられますが、その半面、興奮作用があり胃腸障害も出やすい薬です。麻黄の入った処方には胃腸を保護する作用のある甘草が配されることが多いのは、漢方では効果を強めることよりもバランスを重んじるからです。

このことを顕微鏡にたとえた先生がいました。二〇〇倍のレンズ一枚で見るとひどく像が歪むが、一〇倍の接眼レンズと二〇倍の対物レンズでみると、同じ二〇〇倍の像であってても歪みがずっと少ない、と。単一成分で単一の焦点に強烈に作用する薬剤よりも、多成分で複数の作用点に「系」として効くほうが生体に及ぼす歪みが少なくなるという理屈です。

そこで私は、ひょっとすると複雑なメカニズムを持つ自己免疫疾患は、東洋医学の「系」の方法論でなければ根本的に解決できないのではないか？　そう考えるようになったわけです。

3 私の漢方ことはじめ

なぜ医局が明るかったのか

大学五年生のころ、私は難波恒雄先生のことを思い出して、先生が教鞭をとっておられた富山医科薬科大学（現在の富山大学医学部）のホームページを調べてみました。そこは国公立大学でいち早く和漢診療学講座を設置した大学で、しかも学生実習を受け入れていることが分かりました。さっそく夏休みを利用して見学に行くことにしました。

医局では漢方医を志す若手の先生方とお話しする機会があったのですが、今までの臨床実習では見たことのない、明るい雰囲気がありました。

まず私の目をひいたのは、医局の片隅に並べられたいろいろな生薬の瓶です。なかには䗪虫（サツマゴキブリ）や水蛭（チスイヒル）なども置いてあってギョッとしました。医局の先生方は、自分の体調に合わせてさまざまな漢方処方を調合しては飲んでおられました。

患者さんが薬を飲むとはどういうことか、患者さんの中でどういう変化が起こるのか、それを身をもって体験しようというのはたいへん誠実で倫理的な態度ですし、服薬指導の説得力も治療成績も上がりそうです。

西洋医学では、精神医学の神田橋條治先生のような例外を除くと、「ちょっと利尿剤を飲んでみよう」だとか、「ちょっと免疫抑制剤を打ってみよう」なんていう医者はほとんどいないでしょう。抗がん剤とかインスリンとかを自分に試そうとしたら、命がけの話になってきます。

しかし漢方薬はちょっとくらい過量投与になっても、あまり有害なことが起こりません。漢方ではある限度を超えると、薬の量を増やしても効果がどんどん強くなるということにはならないし、同じ薬でも健康な人が飲んだときと病気の人が飲んだときでは異なった作用の仕方をします。これこそ漢方の安全性の〝からくり〟です。そのからくりを医師が身をもって体験し、自分の感覚を患者さんに説明できるのは、とてもよい医療だなあと思ったのでした。

富山での実習では、医局の先生が「〇〇さんは肝硬変の腹水がなかなか引かなかったけど、〈五苓散〉で驚くほどよくなって……」とか、「そういえば、このあいだも同じお薬でよくなった人が……不思議な薬だよね……」というような話をしながら、五苓散を私の目の前で調合して煎じてみせ、「どんな味がするか飲んでごらん」と私にふるまってくださいました。

患者さんが治っていくことの喜びを、漢方をまったく知らない私のような学生に伝えよう、共有しようという若い先生方の思いが、初めて触れる漢方薬のにおいや風味とともに今でも強烈に印象に残っています。

西洋医学はさまざまな診断法により疾患のメカニズムを解き明かすことに熱心で、病気について詳しい医師、つまり語れる医師がチャンピオンです。しかし治療については慎重です。緻密な論証過程を要求し、一例治ったぐらいではなかなか有効性を認めようとしません。

一方で漢方は治してナンボのもの。診断より治療に重きを置いていて、漫画のブラック・ジャックや、マスコミで取り上げられるような「神の手」といわれる外科医のように、目の前の患者の病気を治せる医師が尊敬されるのです。富山の先生方は、語れる医師よりも治せる医師になろうと切磋琢磨しておられたのでした。

患者が主人公になれる理由

五苓散で腹水が治った話はとても印象深くて、今でもよく覚えています。

富山の病院に入院してきたその患者は、五苓散を出されて一服飲んだのですが、とても気分がいいので次々に飲んでしまったそうです。前もって処方されていた三日分を一日のうちに全部飲んでしまいました。するとその日の晩から何度も何度も尿が出て、おなかがすっかり凹んでしまい、翌朝、ナースステーションの前を通りかかっても看護師は誰一人、それがきのう入院してきた患者であることに気がつかなかったというのです。

西洋医学でも、腹水の治療に利尿剤が出されることはあります。しかし利尿剤を一錠飲んで、「気分がよくなる」「すがすがしくなる」ことはまずありません。しかもすでに肝不全があるところへ一日で三日分を飲んだりすれば、脱水状態となって致命的な医療事故につながりかねません。

西洋医学では、患者の病態メカニズムについては医師の側で作業仮説が立てられていて、それに従って投薬がなされます。患者は基本的に医師の立てた作業仮説には口を出せないですし、決められた通りに薬を飲まないと〝問題のある患者〟とみなされてしまいます。薬を飲んでいるにもかかわらずちゃんと効かないとなると、医師の作業仮説のほうではなく、「あの患者が悪い!」とされてしまうことさえあります。

それに対して漢方は患者が効きめをすぐに実感でき、患者の裁量で用量調整を行う余地さえあります。先ほどの五苓散という薬には桂枝(けいし)(シナモン)が入っていて、腹水の患者はこのシナモンの香りを気に入ってどんどん服用したのではないかと思います。

桂枝は漢方では「気」、すなわち生体のエネルギーの流れを調節する作用のある薬であって、水分代謝にはあまりかかわらないといわれています。おそらく昔の先達は、水分代謝の生薬ばかりで処方を固めるより、少しエネルギーの流れをよくする薬を混ぜたほうがよく効くことを経験的に知っていたのでしょう。

もちろんなかには「私はシナモンが苦手」という人もいて、そういう人は五苓散が向いていない体質なのだと考えられますし、一日分の薬を二日に分けて飲めば十分効くという患者もいます。

このように漢方では医者が出した処方に、患者の側からフィードバックをある程度反映させることができ、なおかつ患者自身が最適な薬用量を探り出すことも可能です。それらの要素が加わって医者の予想をはるかに上回るよい結果を出すのですから、私はとても感心しました。

漢方薬が〝効く〟メカニズム

それにしても、五苓散はどのように作用するのでしょうか。

水分はからだの中で、大きく分けて三つのスペースに存在します。一つめは胃腸や膀胱、目や鼻や気管など、からだの外とつながっているスペースです。もう一つは血管の中です。そして三つめは、胸腔や腹腔、細胞と細胞の隙間など、血管の外だけれどからだの外とはつながっていない空間で、「サードスペース」と呼ばれています。

肝臓が悪くなると、このサードスペースに大量に水が溜まるわけですが、西洋医学で使われる利尿薬はふつう腎臓に働いて、血管の中から水分を搾り取ってしまう作用しかありません。つまりサードスペースに直接作用することはなく、血管の中を干からびさせて、サードスペースから水分が自然に血管の中に戻るのを期待するわけです。

しかし血管の中の血液量はたかだか六リットルぐらいなので、短時間で一リットルも尿になってしまったら血液がどろどろになってしまいます。ましてや肝臓が悪いのですから肝臓で処理される毒素が血液の中に溜まっていて、それが濃縮される結果を招きます。したがって西洋医学の利尿薬では、一夜にして腹水を消すなどといった芸当は無理です。

五苓散はなぜ驚くほどの効きめがあったのかといえば、詳しいメカニズムはいまだに謎ですが、おそらくサードスペースに直接働くような薬効があるのでしょう。漢方では五苓散のような薬を「利尿薬」と呼ばず「利水薬」と呼んでいますが、これは五苓散が単に尿を出させる薬ではないことを意味しています。

この五苓散のように、漢方には、西洋医学にはないユニークなメカニズムを持つ薬がいろいろあります。

〈麦門冬湯(ばくもんどうとう)〉という薬があります。これは咳が出るときに使う薬で、私が初めて使ってみた漢方薬です。咳が止まらないのでドラッグストアで麦門冬湯を買って飲んだところ、一五分で咳が止まって本当に驚きました。西洋医学の咳止めには、気管支を拡げる薬や、気管支粘膜の刺激を知覚する神経を麻痺させる薬などがあります。特に後者は麻薬系の成分を含むものもあり、やや「力ずく」で咳を止めているようなところがあります。しかし麦門冬湯は、粘膜の炎症を鎮め、粘膜に潤いを与える作用によって「間接的に」咳をやわらげます。

ちなみに漢方薬には〈麻杏甘石湯(まきょうかんせきとう)〉など、西洋医学と同じように気管支を拡げることで咳を止める薬もありますが、乾燥が刺激となって出る咳には麦門冬湯のほうがよい。つまり、同じ咳の症状でも「使い分け」があります。咳だから咳止めを出す、痰が出たから痰切りを出す、という処方の出し方ではないのです。

ほかにも例を挙げましょう。

ある漢方の講習会で「下痢に効く漢方はありますか?」という質問が出たとき、講師の先生が「漢方に下痢止めはありません」とお答えになりました。一瞬、「えっ?」と驚くような答えでしたが、先生は「漢方は下痢を治そうとするのではなく、胃腸を治そうとするのです」と続けられました。

たしかに考えてみれば、漢方薬には西洋薬の「止瀉(ししゃ)薬」に当たるような、腸管の動きを止めて下痢を抑える薬はほとんどありません。あるのは腸の粘膜の水分代謝を整える薬や、胃腸を温めたり血行をよくしたりする薬です。

かつては感染性の胃腸炎に漢方の下剤を与えて、病原体をからだの外へ早く排泄させるといった荒っぽい治療も行われていました。「下痢に下剤を出す」とは今では受け容れられにくい治療法ですが、「下痢の原因を早く排除すれば、〝下痢止め〟など出さずとも自然に止まるはずだ」という考え方は、いわれてみればたしかに「コロンブスの卵」ですね。筋は通っていますし、漢方の独特の発想であるともいえます。

傷寒論との出会い

富山の実習に際して指定された教科書は、日本漢方のバイブルともいえる『傷寒論』という本でした。

これは今から一八〇〇年前、中国三国時代に書かれました。「傷寒」とは急性熱性疾患のことです。当時流行した傷寒に対して、時の地方行政長官であった張仲景が、緊急治療マニュアルとしてこれをまとめたのです。

私が実習したとき、抄読会でたまたま〈梔子豉湯〉という薬の処方に関する箇所を読みました。

「発汗したり、吐いたり、下痢したりした後、胸騒ぎがして眠れなくなり、ひどい場合は必ずあちこち寝返りを繰り返し、胸苦しくなる。このような場合は梔子豉湯がよいのである」

治療マニュアルだけあって、記載はきわめて簡素。傷寒のさまざまな局面について、適切な処方が列記してあるだけです。傷寒とは何かとか、その原因や病理病態についてはほとんど記述がありません。それまでの大学の授業では、一つの病気について掘り下げて延々と細かい知識を詰め込むことに慣らされていたので、漢方初心者の私は完全に面食らってしまいました。おそらく私以外の初心者も、おそらく簡単すぎることにつまずいてしまうのだと思います。

ではなぜこのような「簡単すぎる」マニュアルが、歴史の荒波を乗り越えて現代にいたるまで大切にされてきたのでしょう。それはなんといっても、傷寒論にもとづく漢方治療が〝効く〟からです。

では、病理病態を問わない治療論がなぜ効くのでしょうか。

西洋医学はまず「病気」「疾患」の単位で眺めます。すると、〝浜の真砂が尽くるとも、世に病の種（種類）は尽くまじ〟ということになります。しかし傷寒論では、病を受けて立つからだのほうに視点があるのです。

インフルエンザウイルスであろうと溶連菌であろうと、上気道から病原体が侵入すると、だいたい熱が出て、頭痛や喉の痛みや倦怠感といった、ある程度決まった症状の組み合わせが出現します。からだは最初は鼻水や咳・痰で病原体を機械的に追い出そうとし、それで無理なら病原体を「食う」細胞が集まってきて退治しようとする。それでもだめなら病原体を狙い撃ちする「抗体」という飛び道具が登場して、さらに効率的に病原体をやっつける……という経過をたどります。この経過は実は、病原体の種類にかかわらず、ある程度お決まりのパターンなのです。

病気の分類はさておいて、からだに現れてくるお決まりのパターン、すなわち「勝利の方程式」みたいなものに乗っかる――今からだが病原体をどう処理しようとしているのか、そしてどう治ろうとしているのかを読み取って、それに対して最適なアシストを考える――これが傷寒論の治療論なのです。

その抄読会で、講師の先生がとても印象深い話をしてくださいました。むかし医局で恋の悩みを抱えていた医師がおり、胸が苦しくて夜もほとんど眠れないというので、その医師に梔子豉湯を飲ませたところ、彼女に告白してゴールインできたという「治療談」です。

それ自体とても面白い話なのですが、ここで私は「ハハァ、傷寒論は〝読んで理解する〟ものではなくて〝使う〟ものなんだナ」と気づきました。つまり「胸騒ぎがして眠れない」「必ずあちこち寝返りを繰り返し、胸苦しくなる」という部分だけを切り出して使うわけです。恋の悩みと急性熱性疾患である傷寒がどう関係するか？ なぜ恋をすると胸が苦しくなるか？ こんなことは差し当たっては必要ありません。

「細菌ジャイアンツ」でも「ストレスタイガース」でも

このように梔子豉湯は傷寒のほか、不眠症、呼吸困難、それから唾石症や恋の悩みにまで使われるのですが、これは東洋医学の用語で「異病同治」と呼ばれています。なぜ同じ薬がまったく違う事態で適用されるのかというと、細菌やウイルスなどの病原体であろうが、恋の悩みのようなストレスであろうが、基本的に同一のトラブル処理プログラムがからだの中で作動するのだから、たまたま同じ薬が最適アシストになりうるのです。

野球の試合にたとえると、こんなふうでしょうか。

二点リードで迎えた八回裏、先発投手の球数が多くなってくると、守護神リリーフの登場です。相手チームが「細菌ジャイアンツ」であっても「ストレスタイガース」であっても、二点リードの八回裏は決まって同じリリーフピッチャーがマウンドに上がるわけです。スタンドの応援団は守護

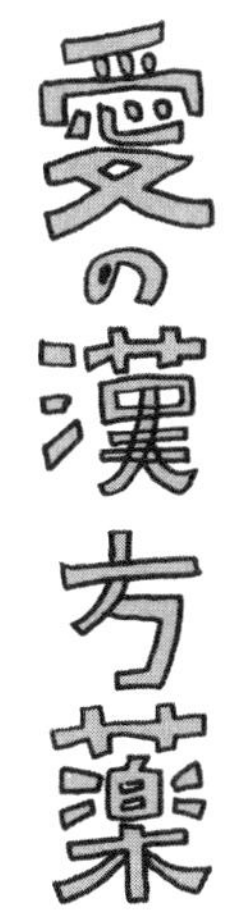
愛の漢方薬

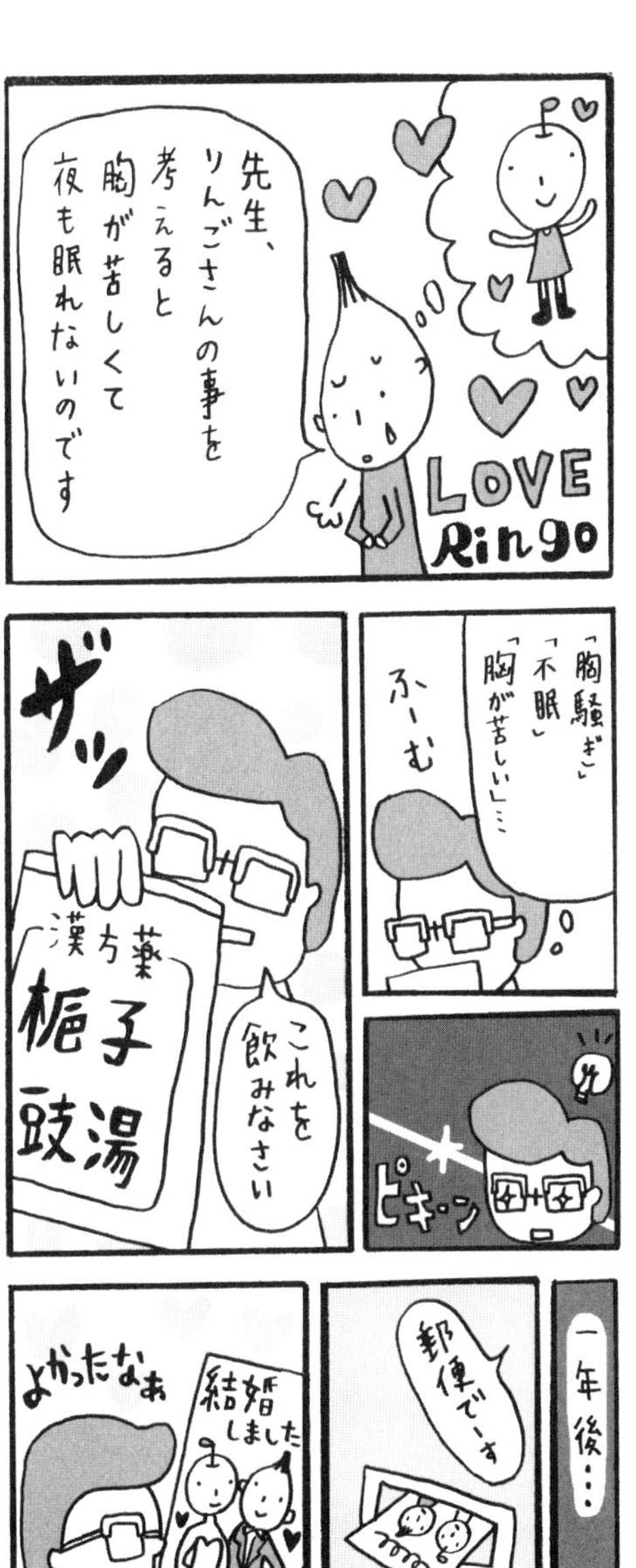
先生、りんごさんの事を考えると胸が苦しくて夜も眠れないのです
LOVE Ringo
「胸騒ぎ」「不眠」「胸が苦しい」…
ふーむ
ピキーン
ザッ
漢方薬
梔子豉湯
これを飲みなさい
一年後…
郵便でーす
カタン
結婚しました
よかったなぁ

神が大好きな「梔子豉湯音頭」を大音響で流すのですが、このとき「相手が〝細菌〟だから違うメロディーを流せ」とか、「〝ストレス〟が相手なら違う曲だろ！」なんてことは言わないのです。

先発投手の調子がよくて毎度毎度三振の山を築くようであれば投手は交代にならないでしょうが、三回裏の時点で失点が多ければ早々にリリーフに替えられることもあるでしょう。そうなるとそれ以降、投手が次々に変わるということもあるかもしれません。そのとき応援団は、投手の好みに合わせてメロディーを変えていかなくてはなりません。

相手が細菌ジャイアンツなのだからと、「抗生物質マーチ」を初回から九回までずっと流しつづけるのは西洋医学応援団のやり方ですが、われらが傷寒論応援団は、マウンドに立つ投手に合わせて次々に曲を変えていくのです。これが「同病異治」ですね。

当時、富山医科薬科大学の和漢診療学講座を率いておられた寺澤捷年（かつとし）教授は、異病同治と同病異治を、地球儀にたとえて説明されました。

縦の経線を病気の分類とすると、漢方薬の適応症（「証」）は横の緯線のようなものだ、というのです。一つの病気を縦に辿っていくと、局面によってさまざまに適応となる漢方薬が変わっていく様子が見えてきて、一つの漢方薬を横に辿っていくと、同じ薬がさまざまな種類の病気に効くということが分かります。

傷寒論は漢方医学の「海図」であり、世界中のどんな病気でも治すことができる。寺澤先生はそのような大きな志を抱いて地球儀にたとえられたのかもしれません。

このように応用範囲が広いのは、傷寒論のテキストが書きすぎていないためです。もしこれが詳細に書きすぎたテキストであったとしたら、後世の医師たちはその記述に縛られて自由な発想ができず、梔子豉湯の適応はずいぶん限られたものになってしまっていたでしょう。実は五苓散も麦門冬湯も傷寒論に使い方が記載されている処方で、腹水や咳のほかにもいろいろな病気に使われています。

傷寒論は日本漢方のバイブル的な存在といいましたが、そのバイブルが「読んで理解する」というより「使って理解する」という仕方で大切にされている。これが私には一つの知的衝撃でした。西洋医学では、「病理や病因について議論しないで治療する」など考えられないことだからです。しかし傷寒論だと、病名が付けられないものや、原因が分からないものにも何らかの最適アシストを考えることができます。これは、西洋医学にはない大きな魅力です。

私はこうして西洋医学とはまったく異なる体系が存在することを知ったわけです。しかし実は傷寒論中心の漢方医学が東洋医学のすべてではなく、東洋医学にはまだまだほかの立場があります。そのことを知ったのはずいぶん後になってからですが、それはまた章をあらためて書くことにしましょう。

まずは西洋医学をマスターせよ！

富山の先生方は学生の私に、まずは現在の西洋医学をひと通りマスターするように繰り返しアドバイスしてくださいました。そこで私は医学部卒業後、日本の中でもいちばんきっちり西洋医学を教えてくれるであろう病院を探して就職しました。しばらく漢方とはお別れです。

ある日のこと、その病院に高齢の男性が原因不明の発熱のために入院してきました。検査の結果、全身の血管が炎症を起こしているらしいことが分かり、炎症を抑える薬の投与が始まりました。さいわいにも熱が下がって安堵したのも束の間、三日後に今度はおなかを痛がり出しました。先輩医師に意見を尋ねてまわるも首をかしげるばかりで、私は「そうだ、こういうときこそ漢方の出番だ！」と思いました。

このとき処方したのは、〈小建中湯〉という薬で、過敏性腸症候群に使われる漢方です。ところがその日の夜半に腹痛がさらに激しくなり、血圧は下がって顔面蒼白、ショック状態となりました。夜中に緊急ＣＴを撮影したところ、炎症を起こした血管が膵臓の中で破れてしまい、出血して血腫（血だまり）になっていることが分かりました。昼間の腹痛は、少しずつ膵臓を割きながら出血していたのが原因でした。

私は自分自身の無力とともに、漢方の無力をも思い知らされました。この患者さんは不幸にして二か月後に亡くなられましたが、入院があと一か月早かったら、炎症を抑える薬があと一か月早く始まっていれば、助かったかもしれないなあと今でも思います。

しかし――ずっと後になってから知ったことですが――漢方の無力さを嘆いたのはもちろん私のようなヒヨコ医者だけではありません。

江戸時代後期の漢方医、山本鹿洲（一七七〇―一八四二）は、その著書『橘黄医談』の中で、四五歳の男性が両手首の血管拍動が触れにくくなり、その後、上腕と頸動脈の拍動も触れなくなり、痩せ衰えて一一年後に死亡したという症例を記載しています。これは現代では大動脈炎症候群の一例と考えられます。後年、高安右人（一八六〇—一九三八）により西洋医学的に詳しく報告されたことから、「高安動脈炎」とも呼ばれる疾患です。

かつては経験豊かな漢方医を悩ませた疾患であっても、現代医学では条件さえよければ治療することが可能です。大動脈炎症候群は自己免疫が原因となっている血管の炎症で、免疫を抑える治療によって非常によく治ります。

漢方が不得手とするのは、重症の自己免疫疾患ばかりではありません。悪性腫瘍もそうです。だからこそ華岡青州は蛮勇を奮って世界初の全身麻酔下乳がん切除術を敢行したのでした。

私の漢方の師匠、花輪壽彦先生はこのように言っています。

「がんが隠れていても漢方薬を服用すると一時的に症状が軽快することが多い。そのために、かえって早期発見・早期治療が遅れることがないように留意しなければならない」

漢方の適応・不適応の境界を知るためには、数年間は西洋医学全般をしっかりマスターする必要がありますし、そのことをアドバイスしてくださった先生方にあらためて感謝したいです。

私は、他の医師と同じように西洋医学の研修から始めたことで、かえって昔の漢方医の偉大さに感心するようになりました。彼らは中国医学の膨大な伝統と知識の集積にあぐらをかくことなく、謙虚に新しい知見を記述し、果敢に新しい技術に挑んでいきました。

現代医学への不信の念を募らせ、漢方や代替医療に過大な期待を抱く人々が少なからずいますが、山本鹿洲や華岡青州ならきっと、彼らのことをこうたしなめるでしょう。

「なす術なく大動脈炎が悪くなっていくのを指をくわえてみている無念さが分かるか!」

「何のために母や妻を犠牲にして麻酔の方法を編み出したと思っているのか!」

自然のまま、天然のままに戻すことは、病に苦しむ人がのたうち回るのを、ただ黙って何もしないで見ていることです。そんなことができるほど人間は強くありません。だからこそ、医療は高度に発達を遂げたのです。現代医学は完全ではないかもしれませんが、すべて昔の姿に戻せばいいというものでもありません。そういう事実を虚心坦懐に受け止めることが大切だと私は思います。

4 最新の医学と漢方のはざまで

絨毯爆撃からピンポイント爆撃へ

私が医師になったころ、自己免疫疾患、とりわけ関節リウマチの治療は大転換期を迎えていました。従来使われていたリウマチの薬の多くは、なぜそれがリウマチをよくするのかが分からないままに使いはじめられた薬ばかりでした。

たとえば副腎皮質ステロイドは、肝臓が悪い人や妊婦ではリウマチ症状が軽いことから、肝不全や妊娠状態になると血液中に増える物質が探された結果、見つかったものです。そのような研究がなされたのは一九四〇年代つまり第二次大戦の最中で、リウマチが免疫の異常によって起こることすら分かっていない時代のことでした。

また、サラゾスルファピリジンという抗菌薬がリウマチに使われはじめたのも一九四〇年代ですが、当時は「〝リウマチ菌〟ともいうべき病原体をやっつけることでリウマチを改善させるのだ」という説が信じられていたようです。現在もこの薬はリウマチに対して使用されていますが、今ではリウマチが病原体によって起こることも、リウマチ菌なるものも否定されており、「炎症を引き起こすサイトカインという物質を抑える働きがあるから効くのだ」と説明が変更されています。

二一世紀に入るとリウマチにおける免疫異常のメカニズムがしだいに明らかにされ、ある特定のサイトカインを抑えることがリウマチの治療に結びつくことが分かってきました。バイオテクノロジーの進歩により、サイトカインに対する抗体が工業的に生産できるようになり、薬として使えるようになったのです。

副腎皮質ステロイドは、免疫の働き全般を抑えるので〝絨毯爆撃〟的に効く薬です。したがって、漫然と使用していると骨がもろくなったり筋肉が細くなったり、生体が焼野原になる危険がありま す。一方、二一世紀の新しい抗体製剤はサイトカインをピンポイントで抑えるので、免疫の一部分を強く抑えるほかはほとんど副作用がありません。

免疫システムに対する〝ピンポイント爆撃〟が可能になったことによって、焼野原になることを避けながら関節リウマチの治療を強力に行うことが可能になりました。かつては「一〇年で半数の人が寝たきりになる」という病気でしたが、最近ではレントゲンでようやく分かるようなわずかな骨の変形すら、きちんと治療すれば予防できるはずだといわれる時代になってきたわけです。

それは「正義の戦争」か

しかしこのピンポイント爆撃にも、いくつかの問題があります。一つは、新しい抗体製剤が抑えてしまう免疫の部分が、実は特殊な菌を排除する働きを担っていた場合です。

その一つが結核菌です。

結核菌は「煮ても焼いても食えない奴」です。仕方がないので生体は、結核菌が巣食った病変のまわりにバリケードを築くという〝封じ込め戦略〟で対抗します。結核とは「核を結ぶ」、つまり固い種（核）のようなバリケードの組織を生じる（結ぶ）病気という意味なのです。しかしピンポイント爆撃はこの封じ込めを担当する部署を殲滅（せん）してしまいます。そのため生体は防衛線が張れなくなり、結核菌がのさばるのを許してしまうという事態が増えているのです。

もう一つの問題は、これが最新のバイオテクノロジーの産物であるために、べらぼうに値段が高いことです。

製薬会社にとっては利潤が非常に大きい製品ですから、営業活動にも熱が入ります。もともとはリウマチの薬ですが他の自己免疫疾患にも効くということで、しだいに使われる対象が拡げられてきました。また発売当初は重症のリウマチに絞って使われていましたが、最近は「より早期から」「より軽症のうちに」使ったほうが効果が高いと喧伝されるようになっています。現在では「そんなにたくさんの種類の抗体製剤が必要なのか?」と思うほどに次々に新薬が開発され、それが国民医療費を圧迫する結果ともなっています。

軍産複合体が世界中の内戦地帯を飛び回って、ピンポイント爆撃装置を売り込んでいる様子を私は連想してしまいます。干戈(かんか)を交えずに解決できるはずの地域紛争が、軍産複合体のプロパガンダで「正義の戦争」などと持ち上げられ軍事介入の口実をつくる……。学会などが策定する治療のガイドラインも、最近は治療の目標に達するまでどんどん治療の強度を上げていくのが「正しい治療」とされていますが、巨大製薬企業の影がちらついているように思うのは私だけでしょうか。

さらに、「この高額な治療をいつまで続ければいいのかはっきりしない」という問題点もあります。

現代の免疫学は、リウマチで炎症を起こしている関節の中で何が起こっているのかを教えてくれます。しかし、そもそもなぜ免疫が自分自身のからだを攻撃するのか、何がそのきっかけなのかについてはまだ十分な知識を持ち合わせていません。とりあえず内戦をやめさせるためにピンポイント爆撃を続けるけれども、そもそもなぜ内戦が起きたかを分からずに軍事介入しているのですから、「いつ爆撃をやめたらよいのか」も分からないわけです。

下手をすると、的外れの部分をピンポイント爆撃したあげく病気がまったくよくならないケースもあります。また、いまだに適切なピンポイント爆撃のシステムが開発されていない自己免疫疾患もあります。そういう場合には結局、従来の絨毯爆撃に戻らざるをえません。

患者も少なく、適切な薬の開発がまだされていない疾患に対しては、製薬企業がスポンサーとなった大きな勉強会はあまり開かれません。しかし日常診療で頭を痛めるのは、実はそういう患者の治療なのです。砂漠のど真ん中や資源の少ない地域での内戦が、国際社会の関心を集めず捨て置かれる。そんな状況と似ているかもしれません。

漢方なら爆撃しないで済むかもしれない

私はいろいろな専門家に教えを乞い、自己免疫疾患の治療を学んでいくうちに、こう思うようになりました。漢方治療は、ピンポイント爆撃の命中精度や攻撃力に伍するものではないし、そういうことを目指すために存在するのでもない。むしろピンポイント爆撃花盛りの現代医学の問題点を解決するために漢方が使えるのではないだろうか、と。

そこで北里大学東洋医学総合研究所の花輪壽彦教授に弟子入りをして、漢方の本格的なトレーニングを受けながら、大学院生として研究をしようと思い立ちました。

私の目論見はこうです。

そもそも「なぜ免疫が自分自身のからだを攻撃するのか」という問題に対して免疫学がすっきりした答えを与えられないのは、複数の要因が複雑に絡み合っているからです。ある症例では遺伝的要因による説明が可能であり、別の症例ではある種の感染症が引き起こしていることが確認でき、また別の症例では特殊な環境要因がはっきり証明されたとします。しかしその他多くの症例では、いま述べたような要因を含めてさまざまなファクターがもつれた糸のように関与しているので、総論としては自己免疫現象の原因を概説できても、個々のケースについては「よく分からない」ということになってしまうのです。

では、漢方医学はどうでしょうか。

漢方では、疾患単位ではなく、一人ひとり個別具体のケースについて、どのような問題が起きているかを考えます。問診をとって、舌を見て、脈を診て、おなかを触って、その人の状態が理想の健康状態からどれぐらい逸脱してバランスを崩しているか、それを「証」という形で答えを出すことができます。

「証」とは漢方の用語で、ある処方の適応であることを指す言葉です。英語になおすとインディケーション（indication）でしょうか。たとえば〈小建中湯（しょうけんちゅうとう）〉の適応症を「小建中湯証」と呼び、〈葛根湯（かっこんとう）〉の適応症のことを「葛根湯証」といいます。

西洋薬の適応は、病気の原因に対応しています。抗生物質の適応症は細菌が原因で引き起こされた感染症ですし、抗がん剤の適応症は異常に増殖する細胞が原因となっている疾患です。これに対して漢方の適応症つまり「証」は、病気の原因と、それに対する生体の反応のセットによって決定されます。というよりも、多くの場合、生体の反応がメインで「証」が決まります。特に日本の漢方は、前章で述べた傷寒論を軸として独自に発展を遂げた医学なので、病気の原因を問わない姿勢が顕著です。

生体の反応だけなら、特別な検査をしなくても、問診や身体所見をていねいにとればかなりよく分かります。手のひらが汗ばんでいる、下腹部を押すと痛がるなどといった生体の反応や表面に現れた徴候から、どれだけ平生のバランスのとれた状態から逸脱しているかを判定し、漢方薬や鍼灸などを用いて逸脱を修正し、バランスを整え、最善の状態に近づけよう。これが漢方医学のやり方です。

こうして私は、疾患単位ではなく、個人差にきめ細かく対応する医療を導入すれば、免疫の働きに対して爆撃を加えずとも自然によくなるかもしれない、現代医学の難問に〝最終解決〟を見いだせるかもしれないと期待したわけです。

しかしそうなると、「漢方は普遍化が難しい」ということになってきます。ある関節リウマチの患者に対して行った治療が、隣のリウマチ患者に効く保証はまったくありません。西洋医学的な診断名では同じ病気の患者でも、漢方医学的にみると、理想の健康状態からの「逸脱の方向やバランスの崩し方」がまったく違うということはよくあります。

私が経験した関節リウマチの症例を挙げて、もう少し具体的に説明してみましょう。

経済支援や外交努力は普遍化できない

まず膝関節の変形が非常に進んだ華奢な若い女性の患者さんです。どのテキストでもリウマチに効くと記載されている〈大防風湯（だいぼうふうとう）〉という薬を処方したところ、胃の具合が悪いと言われてしまいました。そこで〈四君子湯（しくんしとう）〉という漢方の胃薬を出したところ、リウマチも快方に向かいました。

次に手指と手首に変形が残る中年女性の症例では、大防風湯を処方しても特に何の変化もありませんでした。しかしあるとき、ずいぶん前から副鼻腔炎に悩んでいるという話を聞いて、プランルカストという鼻炎の西洋薬を処方したところ、驚くほど検査の数値（MMP-3という関節破壊を示す指標）が改善しました。

四君子湯が、胃腸もリウマチも治してしまう。プランルカストが、鼻炎もリウマチもよくする。これは、先述した「異病同治」が漢方薬にも西洋薬にも当てはまるということを暗示しているようでたいへん興味深いケースです。

しかしこういう症例を経験したからといって、「四君子湯はリウマチに効く！」「プランルカストはリウマチに効く！」と普遍化するのはあまりに短絡的です。薬がリウマチに直接効いたのではなく、薬の作用で全身的な体調が改善して、それがリウマチの病状にもよい影響を及ぼした、ということにすぎません。結果的にはそれぞれの患者のリウマチはよくなったかもしれませんが、それらは結局、単なる「特殊例」としての扱いにとどまります。

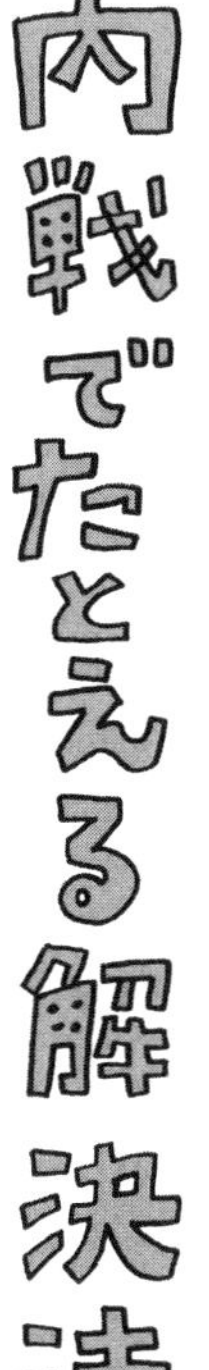
内戦でたとえる解決法

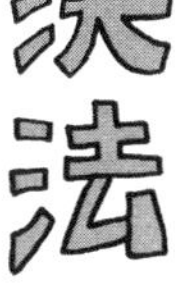

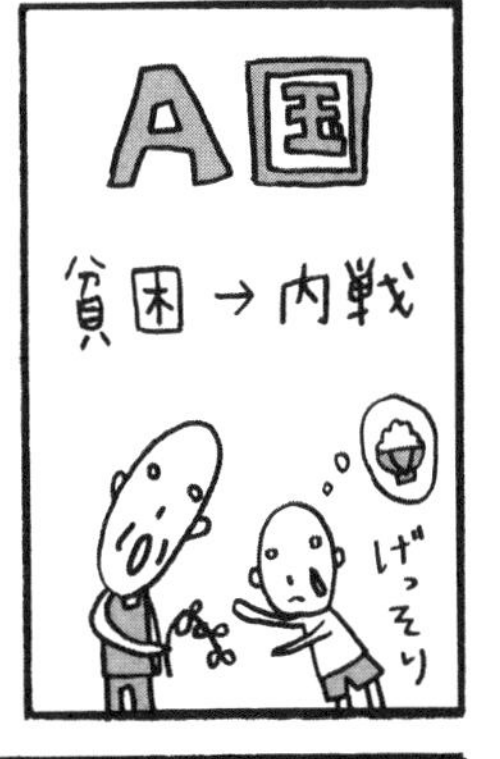
A国
貧困→内戦
げっそり

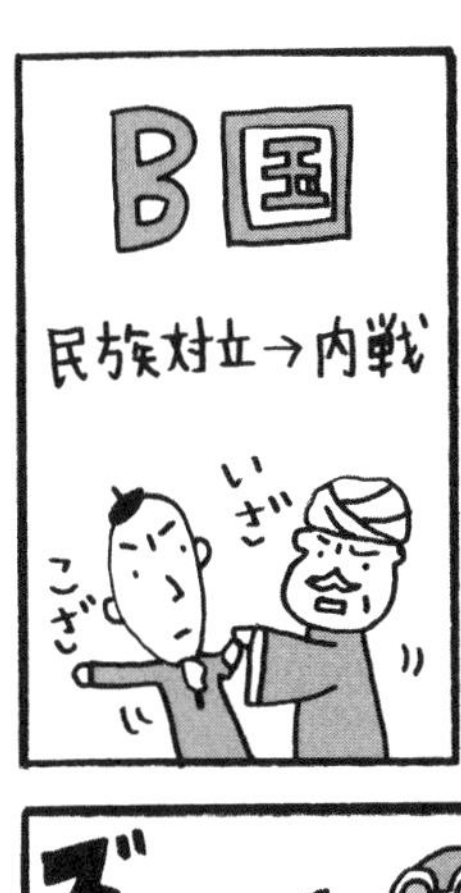
B国
民族対立→内戦
いざこざ

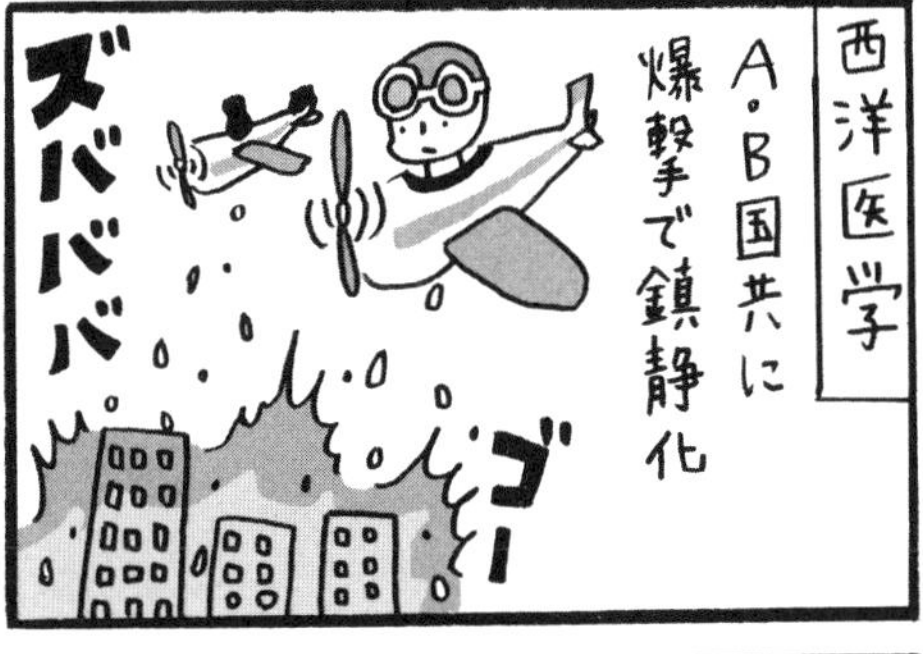
西洋医学
A・B国共に
爆撃手で鎮静化
ズバババ
ゴー

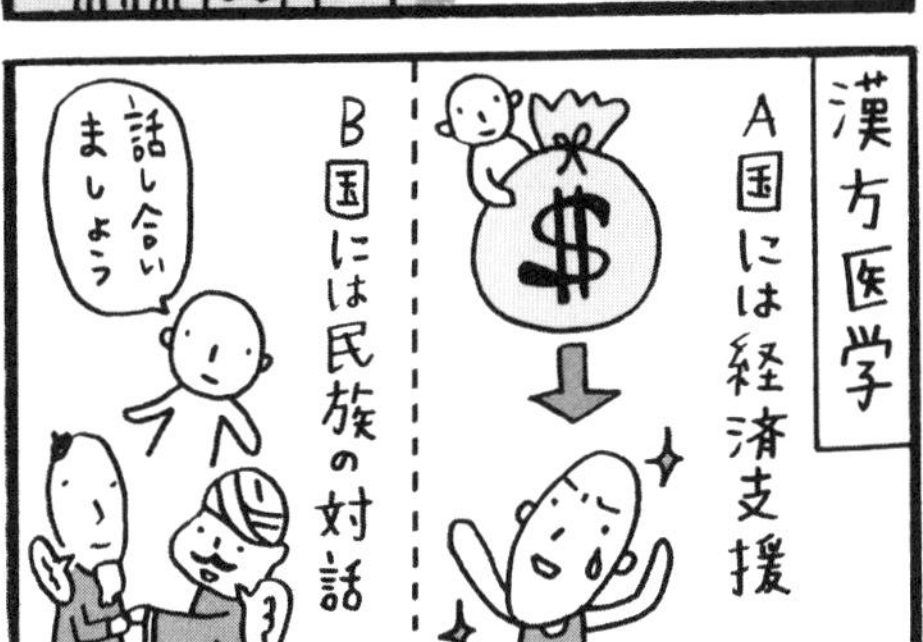
漢方医学
A国には経済支援
B国には民族の対話
話し合いましょう

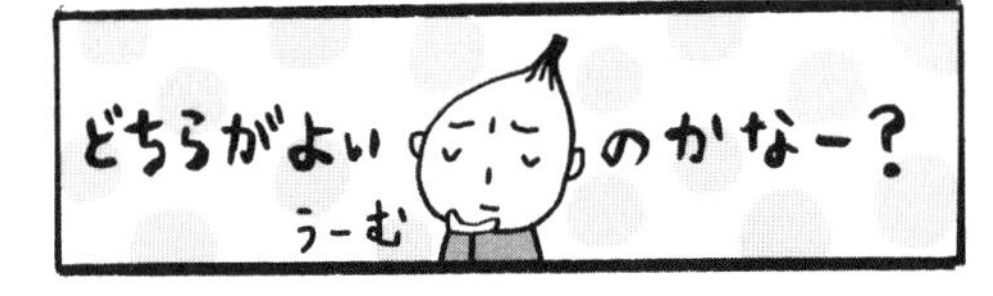
どちらがよいのかなー？
うーむ

そもそも「大防風湯はリウマチに効く」という教科書の記載も、「大防風湯が患者の全身的な体調を改善すれば効く」ということなのでしょう。薬が患者の胃腸の具合を悪くしているようでは、効きめが出るわけがありません。そこで私は四君子湯やプランルカストを使って「同病異治」、すなわち同じリウマチに異なる薬を使って効果をあげたというわけです。私は患者に褒められるかもしれませんが、「漢方的な治療がリウマチに効く」という主張は、当の同病異治が壁となって、科学的で普遍的な事実としては認めてもらえません。

これを内戦にたとえてみましょう。

A国の内戦は貧困と大国の利害の対立が原因であり、B国の内戦は民族や宗教の対立と周辺国からの難民の流入が原因であったとします。西洋医学的な解決法はAとBどちらの内戦に対しても同じでピンポイント爆撃、場合によっては絨毯爆撃も織り交ぜて、軍事衝突をとにかく鎮静化させるというものです。しかし、爆撃をいつまでやるのか、焼野原をどう再建するのかは課題として残ります。

これに対し漢方医学的解決法は、A国には経済支援や外交努力でしょうし、B国には民族や宗教間の対話であったり教育水準の向上であったり人口抑制策かもしれません。いずれも息の長い、目立たない地道な努力です。内戦が激しくなっているときに即座に暴力を停止させる力も持たないでしょう。

このような漢方医学的な解決方法は、本当に内戦を終わらせるのに有効なのか？

やっぱり手っ取り早く爆撃してしまったほうが、早くかつ有効ではないか？

忍耐を強いる、見通しのハッキリしない解決方法を推奨するのであれば、「絨毯爆撃をすると表面上は早く収まるように見えるが、地域に怨恨を残して、かえって紛争が泥沼化・永続化する」とか、「遠回りなように見えても、民生部門の援助のほうが、地域の人々の自発的な平和回復活動を促し、後々の出口戦略を描きやすい」など、その根拠をきちんと示す必要が出てくるはずです。

さて、花輪先生の教室では「証の科学的解明」がモットーに掲げられていました。しかし、いま述べたように、漢方に科学性を導入しようとすると、どうしても普遍性が必要になってきます。

私も実験動物に漢方薬を飲ませて血清を取り、培養細胞に振りかけて……といったことを少し噛りましたが、「西洋医学の薬剤に比べて漢方がすごくよく効く」というデータはなかなか出ませんし、実際の臨床で一人ひとりの患者がよくなる実感を実験動物で再現することもできませんでした。

それもそのはずで、実際の患者さんはそれぞれ診察にもとづいて最も適切と思われる処方を投与するのにひきかえ、実験動物では一律に同じ漢方薬を与えなければいけないのですから、臨床と同じ結果が出るわけがありません。

「証の科学的解明」というモットーが、私には重荷に感じられてきました。

5 漢方から科学を考える

「漢方絶対主義」に陥らないために ——ホメオパシー問題から考える

そもそも花輪先生が「証の科学的解明」を綱領に掲げたのは、どうしてなのでしょうか。漢方が「科学的」でなければならない理由とはいったい何なのでしょうか。それは、効果のない治療法が広まってしまうと、真に効果のある治療法の普及が妨げられてしまう可能性があるからです。

西洋の代替医療に、ホメオパシーという治療法の体系があります。これは一八世紀末、ドイツの医師ハーネマンによって考案された治療法です。ホメオパシーでは「ある症状に対して、その症状を引き起こさせる物質（レメディー）を極度に希釈したものを投与すると症状が治る」という考え方を採ります。レメディーは同じ症状を起こさせる物質なので、ホメオパシーは「同症療法」と訳されることがあります（「ホメオ」とは「同じ」という意味のギリシャ語）。

たとえば、高熱を発する病気に対して、熱が出るような物質を希釈して投与します。その希釈の仕方は千分の一とか一万分の一といった単位ではありません。理屈のうえでは、発熱物質が一分子もないと考えられる濃度にまで希釈するのです。そんなに薄めては効果が出るはずがないと思われるかもしれませんが、ホメオパシーの説では発熱物質の〝痕跡〟とか〝波動〟が残っていて、それを摂取すると効果が現れるというのです。

他方、熱が出たときに解熱剤を、下痢をしたときに下痢止めを出すような、いわゆる現代の対症療法的な治療の仕方を「アロパシー（逆症療法）」と称して批判します（「アロ」＝「異なる」）。

漢方でもインフルエンザのときに〈葛根湯〉や〈麻黄湯〉という薬でさらに熱を出させたり、細菌性下痢のときに〈大黄甘草湯〉という下剤を処方したりします。これは、体温を上げてウイルスを死滅させるとか、下痢によって腸内の病原菌を早く追い出すといったように、からだの自然治癒機転を促しているわけです。したがって漢方の立場からみても、安易なアロパシーは批判の対象となりえます。

しかし漢方では、熱が高いあまり食事がとれなくなったり、便秘するようになって意識も混濁するような段階になってくると、芒硝や石膏といったからだの熱を冷ます生薬が使われます。下痢がひどく、体温が下がって血圧も低下する段階になってくると、〈四逆湯〉のような、おなかを温めて下痢を止める方向へ働く薬を使います。

つまり漢方では、病原体に対して起こる生体の防衛反応を、ホメオパシーのように無条件に有益なものであるとは考えません。ケースによっては無駄な抵抗であったり、あるいは病原体排除のために著しく非効率的な反応が起こったりして、むしろ体力を損なう害が大きいと判断する場合もあります。そのときはアロパシー的な治療戦略が採られるのです。

ちなみに漢方用語にも「逆症（証）」という言葉があります。これは病気にかかったとき、からだに備わったトラブル解決システムがなんらかの理由で順調に働かず、予想もしないような症状が次々に出現して経過が悪くなっていくことを指すのであって、現代医学の治療の仕方を逆症と呼んだりはしません。それが西洋医学であっても東洋医学であっても、誤った治療を受けて経過が悪化することは「壊病」と呼んで、逆症とは区別しています。

ホメオパシーの生体反応性善説による近代医学批判は非常に徹底していて、ワクチン反対運動の思想的背景にもなっています。たとえば子どもが麻疹のような病気にかかって発熱したり発疹が出るのは、からだの中の毒素を排出するデトックスのような反応なのだ、だからワクチンを打ってそのような反応が出る機会を奪うのは子どもにとって不利益だと主張するのです。極端な例では「はしかパーティー」といって、子どもがはしかにかかると、わざわざ他の家の子どもを呼んできて接触させて感染させる。このようなこともホメオパシー信奉者のあいだで広まっているようです。

二〇〇九年に山口県で、ホメオパシー信奉者の助産師が乳児に必要なビタミン剤を投与せずにホメオパシーの治療薬を投与し、その後乳児が脳内出血を起こして死亡するという事件が起きました。この事件をきっかけに、日本学術会議がホメオパシーを否定する声明を発表しました。

日本漢方の専門医のほとんどはこの事件を苦々しい思いで受け止め、「漢方とホメオパシーを同列に扱ってほしくない」と感じたはずです。前章で述べたように、私が研修でお世話になった富山の先生方も花輪先生も、私に「まずは西洋医学を十分マスターするように」とアドバイスしてくださいました。それは「漢方より西洋医学のほうが優先されるケースもたくさんあるから、それを正確に見極められるようになりなさい」ということなのです。

漢方を絶対的なものとして見るのではなく、患者をよくするうえでのツールの一つとする。そして西洋医学を中心とする一般的な現代医療、さらにホメオパシーやアーユルヴェーダなどさまざまな医学の体系についても公平な目で評価する。これは科学的な態度といえると思います。

保険適用という死活問題

漢方を科学的に検証することが求められている理由について述べてきました。しかし科学性が求められる、より差し迫った理由は、健康保険の適用の問題です。

通常、新しい薬が健康保険で使えるようになるためには臨床試験といって、テスト患者に新薬の投与を行い、有効性と安全性のデータを集め、厚生労働省に提出し、専門家の審査を受けて承認を

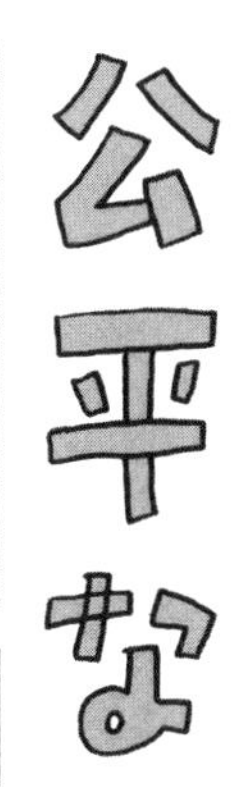
公平な

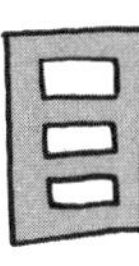
目

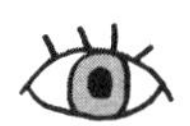

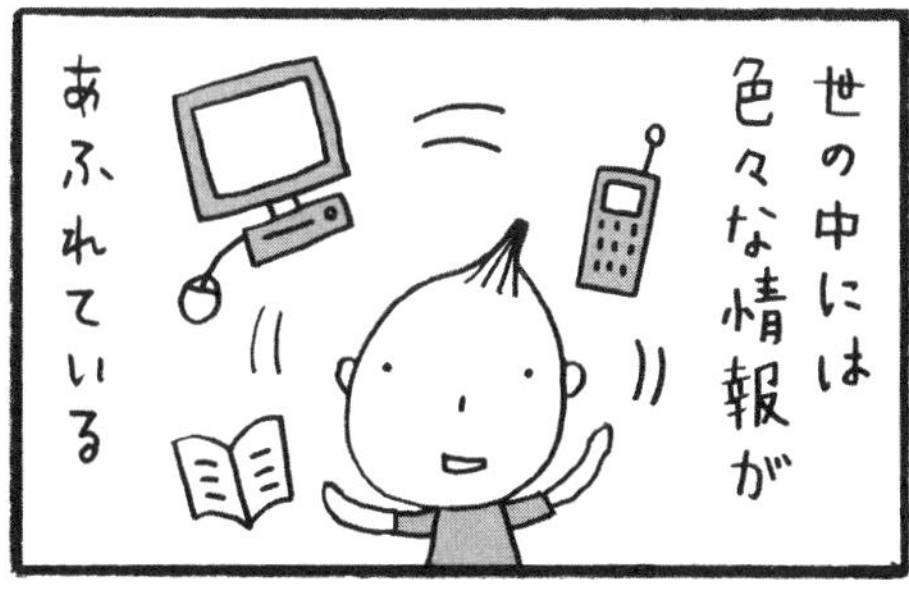
世の中には色々な情報が
あふれている

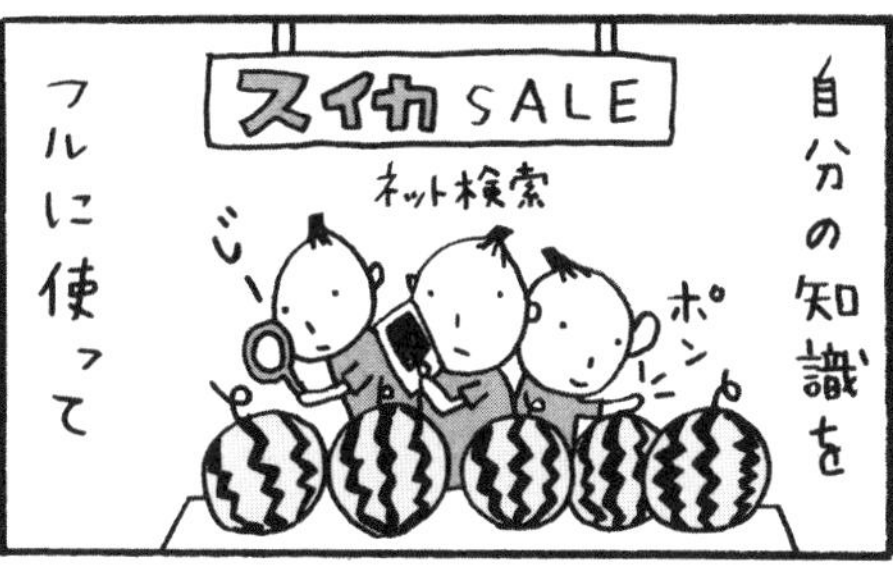
自分の知識を
スイカ SALE
ポン
ネット検索
じー
フルに使って

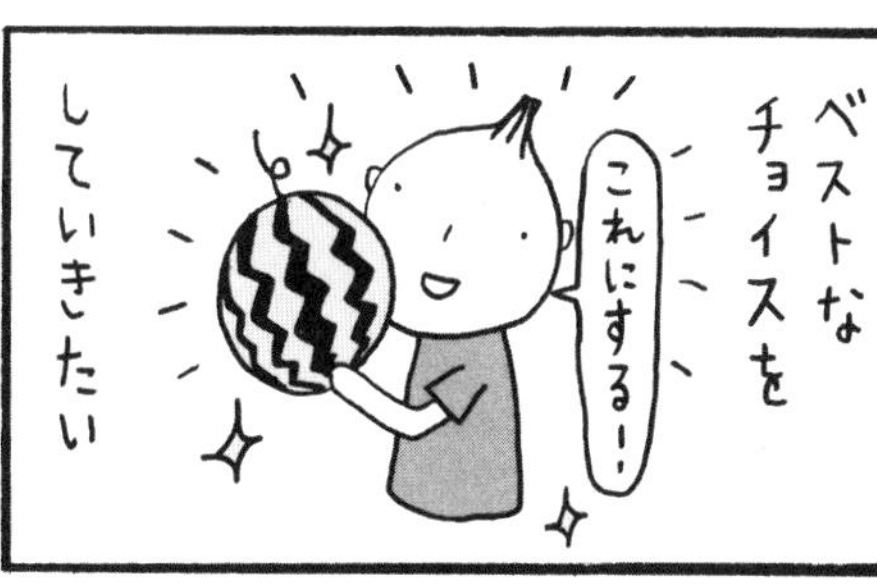
ベストなチョイスを
これにする－！
していきたい

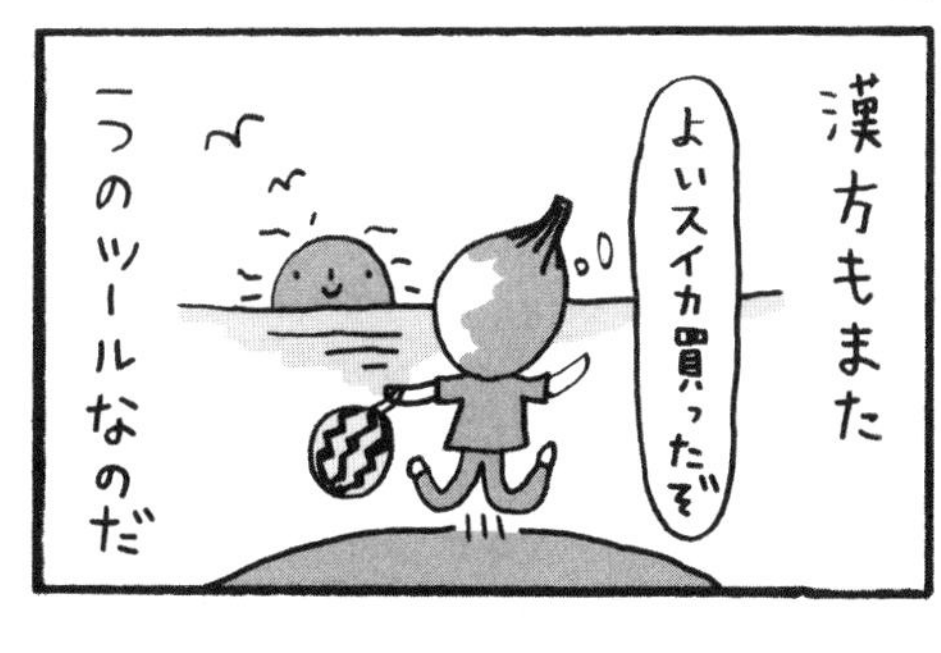
漢方もまた
よいスイカ買ったぞ
一つのツールなのだ

受けるという長くて骨の折れるプロセスが必要です。ところが漢方薬は一九七六年までにあっさりと保険適用が承認されました。この決定は、戦後長年にわたり医療行政に多大な影響力をふるっていた日本医師会の武見太郎会長の強い働きかけで、なかば「超法規的」になされたものといわれています。

武見太郎は若いころ文学者の幸田露伴の主治医でしたが、露伴から漢方医学についていろいろ教わっていたようです。また昭和漢方の大家である大塚敬節(けいせつ)とも親交があり、武見が足を痛めたときに大塚が処方した〈八味地黄丸(はちみじおうがん)〉が非常によく効き、それが漢方に対する畏敬の念を強めたといわれます。後年、武見は北里大学東洋医学総合研究所の設立に尽力し、初代所長に大塚敬節が就任しました。

ところが日本医師会のドン、武見太郎が一九八三年に亡くなると漢方は後ろ盾を失い、せっかく承認を得た健康保険の適応を繰り返し外されそうになります。少子高齢化に伴う社会保障費の急増が問題化される中で、とりわけ医療費を抑制することの必要性が財務官僚のあいだで意識されるようになりました。科学的なデータの裏付けが乏しいまま保険適用をされた漢方薬は、健康保険のコスト削減の格好の標的となったのです。

日本では、どの薬が保険の適応を受け、どの薬が外されるかは政府が一元的に決定しますが、たとえば米国のように民間の健康保険会社がほとんどの医療コストを支払うようになると、どうなるでしょうか。

どの治療が保険を適応されるかの基準は、今の日本よりずっとシビアなものになるはずです。保険会社の指定した治療から外れた治療を行った場合、医師に治療費の請求が行われ、ひどい場合には裁判で保険会社から訴えられることにもなります。

日本もこの先、公的な健康保険制度が破綻して民間保険にとって代わられたら、漢方薬は現行のように保険を適応してもらえないかもしれません。二〇一〇年に漢方が健康保険から外されそうになったときは、瞬く間に全国から反対署名が集まり沙汰止みとなりました。しかし、患者の声に頼るばかりではなく、漢方の有効性・安全性を証明する科学的なデータを集積し、政府や保険会社に働きかけを続けていかなければ、漢方治療を安価で提供し続けられないという危機感を漢方の専門家たちは共有しています。

花輪先生が「証の科学的解明」を、研究室の中心的課題に掲げた背景には、こういう事情があったのでした。

「伝統的」中国医学VS「科学的」日本漢方

では、そもそも「科学的である」とは、どういうことなのでしょうか?

「科学」の語を広辞苑で引くと、「世界と現象の一部を対象領域とする、経験的に論証できる系統的な合理的認識」とありますが、いまいちよく分かりません。「合理的認識」ということなので、まともな頭の人間がまともに考えれば「科学的」になるはずだ、ということのようです。

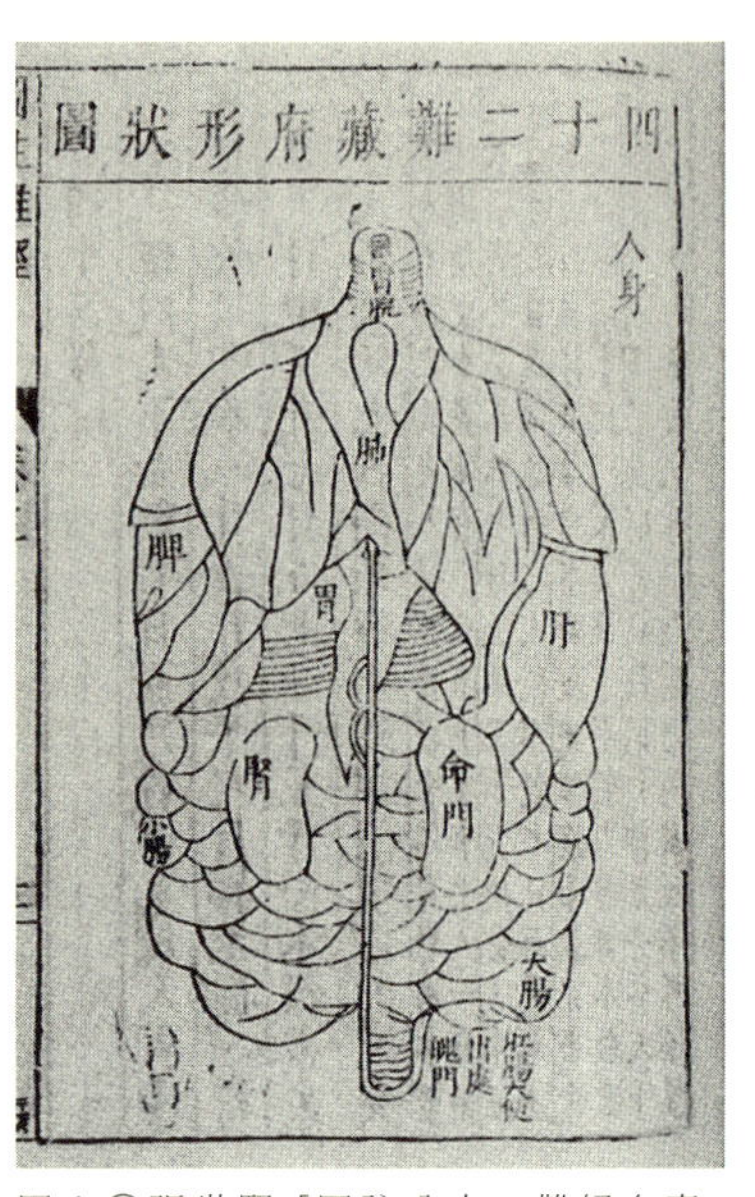

図1◎張世賢「図註八十一難経弁真」(明代)〈紅葉山文庫旧蔵/現国立公文書館蔵〉

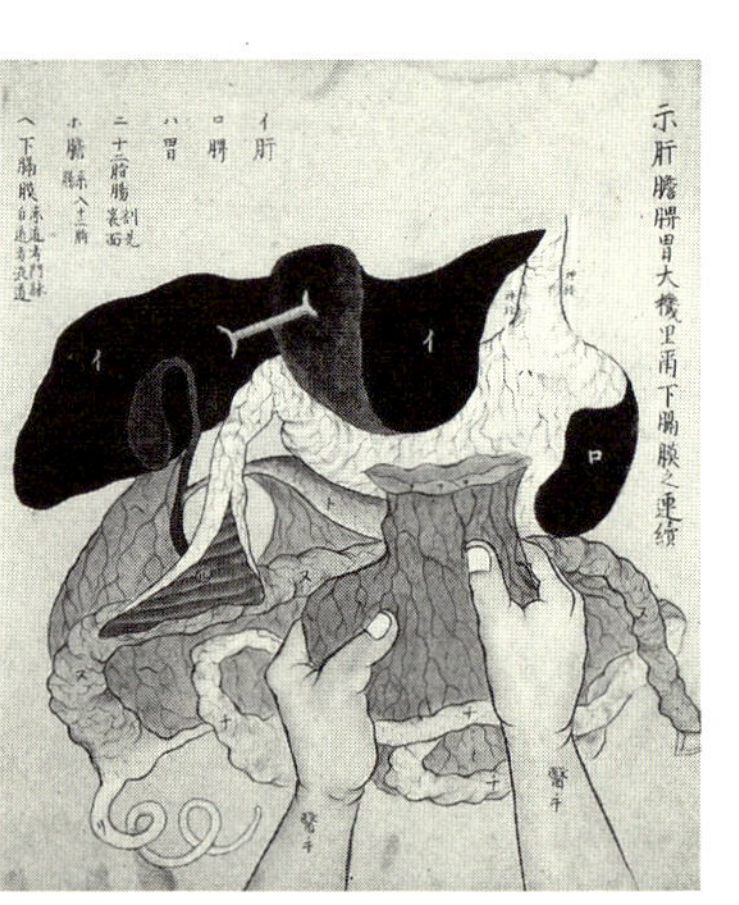

図2◎大矢尚斎「婦人内景並胞衣之図」〈日本大学医学部図書館蔵〉

実は「科学」とは明治時代につくられた訳語で、英語ではScience、これはラテン語のScientia(知)に由来します。ドイツ語ではWissenschaftといいますが、これは同じくドイツ語動詞のWissen(知る)の名詞形ですから、つまるところ「科学とは知ることだ」ということになります。

明治以前には「科学」という言葉はありませんでしたが、人々が「知ろう」としなかったわけではありません。からだの中がどうなっているか、病気の成り立ちはどうなっているのか、それを知るために江戸時代の医学者たちは研究を積み重ねていました。右の二枚の解剖図をみても、そのことをうかがい知ることができます。

いずれも明治以前に描かれた解剖図ですが、上の図1は中国明代の医書、下の図2は日本の幕末期の記録です。

これら二枚の図から受ける印象はずいぶん異なります。図2のほうが写実的で、細部まで描きこまれていて、科学的な感じがします。図1は肝臓や脾臓の位置が違います。肺は近代解剖学では右は三つ、左は二つに分かれるとしていますが、この図ではたくさんに分かれています。

ここで解剖図を取り上げたのは、私が医学史を少しかじっているから、ということもありますが、それ以上に、解剖図というのはその当時の人々の〝認識〟をよく表しているからです。

私は研修医で外科を回っていたころ、手術記録には必ず模式図を描くように指導されました。私は絵が不得意なので叱られてばかりでしたが、意外にも、とても絵が上手な研修医もかなり注意をされていました。

指導医は、「手術の模式図に芸術的センスはいらない、そういうのは要求していない」と言います。つまり臓器の位置関係、病変部の性状や広がり、手術ではどのような操作が行われ最終的にどういう形に処置されたか等々が一目にして分かる図というのが、手術記録に記載されるべき模範的なイラストなのです。そのような図には、鮮血がオドロオドロしくほとばしる様子や、陰影をもって浮き上がる術者の手をリアルに描きこむ必要はありません。要は「大事なところだけを描けばいい」というわけです。

逆にいえば、模式図を見れば描き手が手術のどこを「大事」と認識したのかが分かるということになります。さらに踏み込んでいえば、手術記録の模範的なイラストは完全に言語で置き換えができるものです。「十二指腸の下行脚・水平脚を同定し、トライツ靭帯から何センチを……」と書いていくとあまりにも字数が多くなってしまうしイメージもしづらいので、補助的に模式図が挿入されるわけです。

広辞苑曰く、科学は合理的認識なわけですから、解剖図の科学性を問うなら「写実性に乏しい」「芸術的なセンスに欠く」からといって、図1を「科学的でない」とするのは見当違いということになります。あくまで図に示された認識が合理的であるのかを、問わなくてはなりません。

江戸時代の医師は、図1に示された認識を批判しました。右の腎臓には「腎」と書かれているのに、左には「命門」と書かれています。おなかの中のソラマメ型のこの臓器は、やはり江戸時代の医師である伏屋素狄（一七四八－一八一二）により、尿をつくる臓器であることが明らかにされていました。

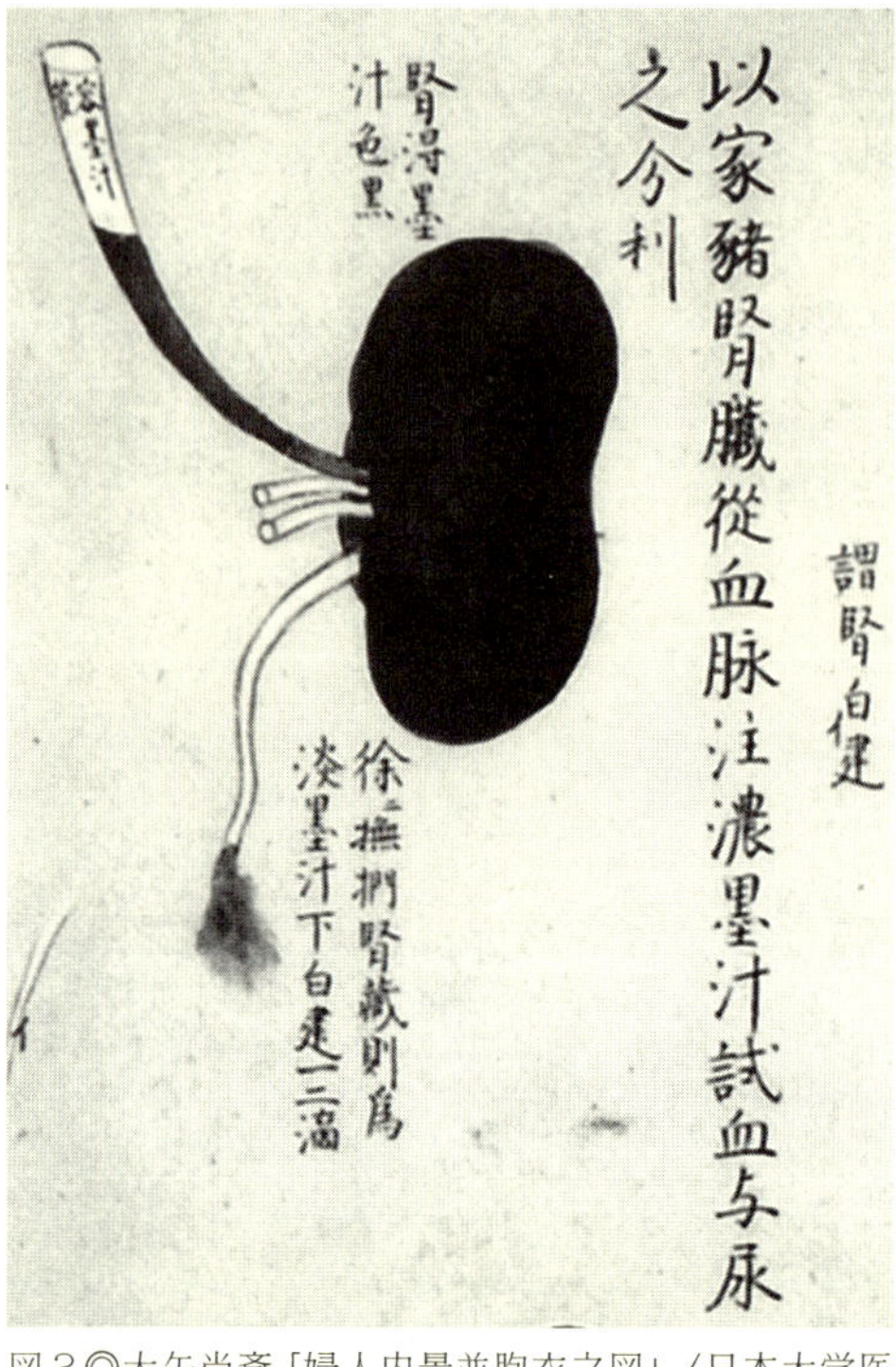

図３◎大矢尚斎「婦人内景並胞衣之図」〈日本大学医学部図書館蔵〉

上の図3を見てください。彼は豚の腎臓を使って、腎動脈から墨汁を注入すると尿管から淡い液が出てくることを発見しました。腎臓は血液から老廃物を漉しとって尿をつくっていることが示唆されたわけです。きっと左右の腎臓で実験しても同じ結果だったでしょう。

このことから、おなかの中に

ある二つのソラマメ型の臓器が「腎」「命門」と異なる臓器とみなすことは「合理的ではない」と江戸時代の医師たちは批判したのです。彼らは「中国人は三〇〇〇年の医学の伝統に縛られ先入観から自由になれない。だから誤りを犯すのだ」とあざ笑いました。

先入観なしに物を見ることはできない

彼らの中国医学に対する批判の多くは、黒船来航よりも以前に行われたものです。明治維新や文明開化とは関係なく、このような議論がすでに展開されていたことは特筆すべきことでしょう。彼らの「先見の明」と科学性は、高く評価されるべきものです。

ただ一つだけ言わせてもらうとすれば、果たして先入観からまったく自由なものの見方は可能なのだろうか、ということです。彼らには彼らの先入観があったのではないでしょうか。先述の広辞苑の定義にしても、「経験的に論証可能な……合理的認識」とさらっと言ってしまうあたり、「まともな頭でまともにものを見ておれば、先入観などに支配されることはない」と簡単に考えているフシがあります。しかし私たち現代の臨床家は、実は先入観やバイアスといったもの抜きに判断することの難しさを常々感じているのです。

ある患者さんが「なかなか咳が止まらない」と言って外来に来たとします。胸部レントゲン写真を撮ってみると、果たして右の肺に腫瘤影が映っています。精密検査が必要な旨を説明をすると、

「三か月前に検診をしたときには何も言われなかったのに」と彼は訴えます。検診フィルムを取り寄せてみると「正常」の判定がされているのですが、よくよく見ると小さい陰影が映っていた……といったことは臨床で意外によく経験されます。

単に検診医の読影能力が未熟だったからといった面もあるかもしれません。しかし胸部レントゲン写真はX線を用いた透視です。いってみれば〝影法師〟を見ているにすぎないので、大変ありふれた検査であるにもかかわらず読影が難しいのです。研修医時代、私にレントゲン読影の手ほどきをしてくださった郡義明先生は、「画像検査はいろいろあるけれども、胸部レントゲンに始まり胸部レントゲンに終わる」とおっしゃっていました。

「幽霊の正体見たり枯れ尾花」という川柳がありますが、影法師というものは姿が明瞭ではないので解釈に追加情報が必要となります。ふつう視覚情報は、色であったり光沢であったり質感というものが統合されて解釈可能な情報になるのですが、そういったものが欠落して平板な「形」だけになっているのが影法師です。欠落を補うためには影法師の周辺がどうなっているか、時系列を追っていくとその影法師がどうなっているのか、という情報が参考になります。もちろん、その医師が過去にも同じような形の影法師を見た経験があるかどうかも大きく影響します。

先ほどの咳の患者さんのケースに戻りましょう。

検診時のレントゲンは「症状なし」「過去のレントゲン写真なし」の状況で解釈することになるため、たとえ小さな影が目に入ったとしても正常範囲内と認識される可能性が高くなるでしょう。しかし同じ写真を、「三か月後に咳の症状が出現した」「そのときのレントゲンで右肺に腫瘤があった」という情報をもとに解釈しなおすと、読影者はまず「影があるかもしれない」という先入観を持ってレントゲンを見ますし、少しでも小さな影を見つけると「やっぱりあった！」と認識される可能性が高くなります。

このようなことがあるため私たち医師は、レントゲンの所見をカルテに記載するときには「異常なし」と書くのではなく「異常を認めない」と書くように教えられます。また、「後医は名医」という諺があって、後から診た医者は前医のことを軽々しくけなしてはいけないことになっています。これらは、現時点での自分たちの認識には限界があることをよくわきまえて、「謙虚でありなさい」という戒めですね。

先入観や前情報により認識が影響を受ける例は、レントゲン読影や、現代医学に限った話ではありません。

ある漢方の老大家は、問診の段階で「これは肝の異常だ」という確信を得ました。漢方では、肝の異常は肋骨のすぐ下に圧痛点となって現れるとされています。老大家は腹部の診察を始めますが、肋骨の下を押しても患者は痛みを訴えません。そこで老大家はしだいに押す指の力を強め、患者が「痛い」と言うまでグイグイ押しこんだ……という笑い話があります。

まあ、これは極端な例ですが、中国医学を痛烈に批判した漢方医たちも何の先入観も持たずに診療したり、研究したりすることは無理だったろうと思います。明代の解剖図（八六頁の図1）は、それまでの中国医学の理論や概念にもとづいてあのように描かれたのですが、それを同時代の日本の医師たちは「解剖で見た実物とかけ離れている」と切って捨てたわけです。彼らは「ただありのままに見たんだ」と言うかもしれませんが、むしろ新たなる先入観を獲得してものを見るようになったというほうが正しいでしょう。今までとは違う先入観に導かれて、身体のとらえ方、理解の仕方、認識の枠組みが大きく変わっていき、ついには三〇〇〇年もの厚みがある中国医学の伝統を批判するに至ったのです。

どちらがより「反証可能性」に開かれているか

では、中国医学の長い伝統に拠った「先入観」か、日本漢方の実験や観察を重んじる新しい「先入観」か、どちらの立場がより科学的といえるでしょうか。二つの異なる理論や認識の枠組みがあるとき、「こちらが科学的である」と決める基準はいったい何でしょうか。

この問いについてオーストリアの哲学者カール・ポパーは、「反証可能」であることが科学的であるための条件だと言いました。これはどういうことかというと、「反証不可能」であること、つまり「常に真であるもの」は科学ではない、ということになります。

ポパーはアドラー心理学やマルクス経済学を挙げて、これらを「科学的ではないもの」の例としています。

アドラー心理学では、人間の行動をすべて性的衝動やその抑圧で説明するとされます。ある学生が「性的な衝動や抑圧で説明できないような事例もある」と反駁すると、心理学の教授は「それは君の意識が抑圧されているからだ」と切って捨てられます。またマルクス経済学は人類の歴史をすべて階級闘争であると説明するのですが、学生が「階級闘争といえないような事例もあるではないか」と疑問を差し挟むと、教授は「それは君の認識が階級意識に縛られているからだ」と一蹴されます。いずれも、反論するほうの存在自体が否定されるので、反証が原理的に不可能になってしまっています。

ポパーの意見に従えば、先の漢方の老大家の診断は腹診所見によってくつがえらないので「科学的ではない」ということになります。また中国医学が三〇〇〇年の伝統をバックにして、それと矛盾する学説はことごとく排除し、まったく伝統が書き換えられることがないとしたら、それも「非科学的」ということになります。

弱点が多いほど科学的

では反証されてしまうのであれば科学的かというと、もちろんそうではありません。反証されてしまった学説は「間違っておりました、出直してまいります……」と引っ込められるだけです。

ポパーが言っているのは、反証されそうな弱点を持っているけれども破られていない学説、こういうものが科学的なのだということです。裏からいえば、いまだ破られていない弱点を多く持っている学説であるほど、より科学的なのだというのがポパーの議論です。

弱点が多いほど科学的になるとはなんだか逆説的に聞こえますが，ではどうすれば弱点が増えるのでしょうか。ただデタラメを並べるだけではすぐに反証されてしまいます。みんながハッキリ言わないことについて根拠にもとづいて思い切った判断を示すことや，未来のことについてよく考えたうえで詳細な予言をすることが，より「科学的」に近づきうる弱点と考えられます。

これは言い換えれば「情報量が多い」ということになります。「沈黙は金，雄弁は銀」ということわざがありますが，黙っていれば反証のしようもありません。たくさん話せば話すほどボロが出る，つまり反証を受けるチャンスが多くなります。反証されたくなければ黙っているほうがいいのですが，科学的になりたいのならば，それなりの雄弁さが求められます。

もう一度，検診のレントゲンを例に説明してみましょう。

「このレントゲンは正常かもしれないし，異常かもしれない」と言えば，反証されることはありませんが，こんな所見では何の役にも立ちません。

「このレントゲンは正常」とか「この部分に小さい影がある」という判断を下さなければ，科学的といわれる資格がありませんし，さらに踏み込んで「この小さい影はがんである」とまで言えば，情報量が多く反証を受けやすくなります。ですからレントゲン読影を科学的なものにするためには，情報量を増やしつつも，多くの反証の試みに耐えるべく努力をしなければなりません。

ある放射線科の医師は遺体をレントゲン撮影し，そのあと解剖してレントゲン写真と照らし合わせるという骨の折れる作業を繰り返し行っていました。またレントゲン撮影をした患者がそのあと手術になったときは，必ず見に行っていたといいます。その放射線科医は誰もが見逃がすような小さな影でも指摘して、大胆な診断をつけることで有名でした。「これはがんだ」という彼の診断に対して、「いや、この段階でそこまでは言えないのでは?」と反証を試みても、「過去にこれと同じようなケースがあって……」と「反証の反証」が返ってきます。膨大な解剖との照らし合わせの経験は、たくさんの「反証の反証」を用意しているわけです。

彼のレントゲン診断は驚異的な精度で当たりました。もちろん当たることはとても大切な要素なのですが、私たち医者が彼を信用し彼に診断をお願いしたいと考えるのは、当たるからだけではなくて、彼の膨大な経験から導き出される見解も聞きたいのです。つまり私たちは「反証の反証」を大切にしていて、それだけ反証のステップを分厚く重ねているところに科学性の源泉を認めているわけです。

そろそろ話を漢方に戻しましょう。

江戸時代の中ごろに、それまでの中国医学の伝統を否定する、新しい日本独自の漢方医学が勃興してきました。ポパーの議論を踏まえると、中国医学が長い伝統をバックに反証をハナから受け付けないのであれば非科学的ということになりますが、では日本の漢方はどうでしょうか。中国医学よりも科学的だと本当にいえるのでしょうか?

そもそも江戸時代の医師が否定した中国医学の伝統とは、いったい何だったのでしょう。そして、彼らが導入した新しい考え方(科学哲学の用語でいうと「パラダイム」ということになるでしょう)とは、どんなものだったのでしょう。次の章で見ていきたいと思います。

6 漢方は一枚岩ではない

五臓論の時代

中国では古代より「陰陽五行説」という理論を基礎に、この世の森羅万象を説明する思想を育んできました。中国の社会哲学も自然哲学も、すべて陰陽五行説の影響を受けており、医学も例外ではありません。

陰陽五行説という理論は、「陰と陽」という二つの性質と、「木火土金水（もくかどごんすい）」という五つの要素（五行）に、この世のすべてが集約されるという考え方です。

たとえば、宇宙は太陽と月（陰）、そして木星・火星・土星・金星・水星という惑星から成り立ちますし、カレンダー（暦）を見ると、日曜日（陽）・月曜日（陰）、そして火・水・木・金・土曜日です。

方角は、東＝木、西＝金、南＝火、北＝水、そして中央が土です。

季節は、木がすくすく伸びる春、火のように暑い夏、金色に木の葉が色づく秋、寒さで水が凍りつく冬、そして鰻を食べる習慣で知られる「土用」は夏から秋の変わり目の期間のことをいいます。

ほかにも色やにおい、味や音階にまで、五行が配当されています。

この五行は、互いに影響を及ぼし合い、ダイナミックに変化する現象をつくり出しますが、陰陽五行説によるとそれらはまったくデタラメに変化するのではなく、一定の関係性に従っています。

それは、木→火→土→金→水という順序を軸にしています。すなわち木は火を生み出し、火はものを燃やして土に変え、土の中から鉱物（金）が産出し、金属の表面に結露して水が生じ、そして再び水により木が育つ、というふうに。

このように、隣り合ったもの同士は「生み生まれ合う関係（相生関係）」となります。一方で、木は土から養分を奪い、土は水の流れをせき止め、水は火を消し、火は金属を熔し、金属製の斧が木を伐採するというように、隣り合っていないものは害し害される関係（相剋関係）にあります。

この五行の関係性は、医学にも適用されます。人のからだを肝・心・脾・肺・腎の五つのシステムに分割し、これらをそれぞれ木・火・土・金・水に配当して、互いに影響を及ぼし合いながら機能しているさまを分析する学問を「五臓論」と呼びます。五行説の医学版といえるでしょう。

「五臓論」の相関関係

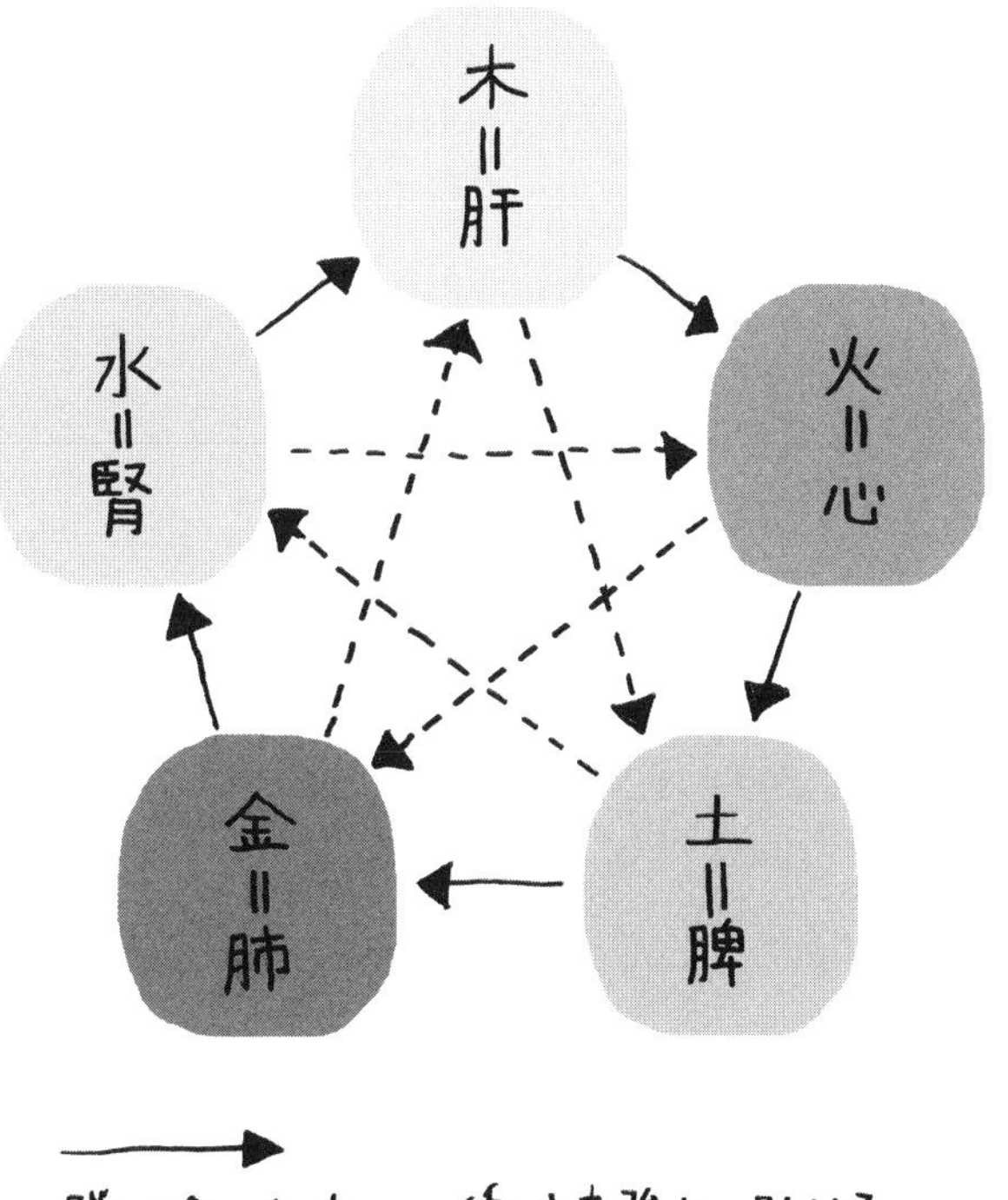

→ 隣り合ったものの働きを強め、助ける

- - - → 隣り合っていないものの働きを弱め、抑える五臓論によれば、肝と心は相生関係にあり、肝と脾は相剋関係にある。古代中国医学では肝はストレスに反応する臓器と考えられたので、ストレスで血圧が上がったり動悸がしたりするのを「相生関係により、肝が心の活動を促進したためだ」と説明し、ストレスで胃腸の具合が悪くなるのを「相剋関係により、肝が脾の活動を抑制したためだ」と説明したのです。ここでいう脾とは、今でいう消化器系全般を指します。よく「ひよわな子ども」などという表現がありますが、これは実は脾弱、つまり胃腸が弱い子どものことです。

梅毒の衝撃、万病一毒説の台頭

このように五臓論は長いあいだ、人々が経験的に知っている人体に関する事実にある程度納得できる説明を与え、漢方や鍼灸医学を支える学問的基盤の一つでした。しかし一六世紀になると、ある問題が生じます。梅毒の侵入です。

一四九二年にコロンブスが新大陸に到達します。当時ヨーロッパの人々は、大西洋の西には悪魔が大きな口をあけて待っていると信じていたので、「西回りで黄金の国ジパングを目指そう」というコロンブスについてくる人は誰一人いませんでした。困ったコロンブスは国王に願い出て、死刑囚を船員として駆り出すことにしました。それでようやく新大陸到達に成功したのです。

イタリア料理に欠かせないトマト、ドイツ料理を代表するポテト、それから嗜好品のタバコなどはこのときヨーロッパに持ち込まれたのですが、もう一つ厄介なものがもたらされました。船員が梅毒になってヨーロッパに帰ってきたのです。帰国して最初に感染したのはおそらく港の娼婦だったでしょう。交通の要衝で流行が始まり、瞬く間にヨーロッパ全体に広がります。

日本における最初の梅毒流行の記録は一五一二年といわれています。コロンブスの新世界到達のわずか二〇年後、鉄砲伝来の三〇年以上も前です。新大陸からもたらされた新興感染症に対して、従来の中国伝統医学は有効な治療法を持ちませんでした。からだの中の器官系のあいだのバランス失調というモデルで病気をとらえて治療しようとする五臓論では、外から病原体が侵入するような状態をうまく扱えないのです。

一七世紀になると儒学者のあいだから、「陰陽五行説がこの世のすべてを規定する」という反証不可能なテーゼに対して、疑義が表明されはじめました。儒学の始祖、孔子のオリジナルの著作を研究すると「陰陽五行説が宇宙の基本原理である」なんてことはどこにも書いていない、そのようなことは後世の人間が付け加えたのだ、と儒学者たちは主張したのです。これを受けて医学の世界でも、それまでの五臓論を超える新たなパラダイムが模索されるようになります。

そして一八世紀中葉に、吉益東洞（よしますとうどう）（一七〇二―一七七三）が「万病一毒説」という新しい学説を提唱しました。万病つまりすべての病は一つの毒、後天的に発生した病原因子により起こり、毒をからだの中から何らかの形で排除すれば梅毒を含めどんな病気でも治るという主張です。これは「器官系のバランス失調が病気の原因である」とする五臓論を明確に否定しています。

一七世紀の儒学者たちが孔子のオリジナルを研究したように、東洞も万病一毒説を打ち出すにあたって、三国志の時代（紀元二世紀ころ）に成立した医書『傷寒論』を参照しました。すでに述べたように「傷寒」とは伝染性の急性熱性疾患のことで、現在では何の病気に該当するか分かりませんが、たいへん致死率の高い病気だったようです。傷寒論は、当時の地方行政長官がまとめた、傷寒に対する緊急治療マニュアルです。それまでの鍼灸医学や五臓論で傷寒はどのように位置づけられるのか、といった医学の理論的な部分はほとんど記述されておらず、症状とそれに対応する治療法が簡潔に記載されているだけです。

古方派漢方の誕生

吉益東洞は、猖獗（しょうけつ）を極める梅毒に対応するため従来の中国医学の体系を放棄し、感染症の治療論である傷寒論を軸に、医学全体を再構成することを思い立ちました。彼とその弟子たちは、「一五〇〇年前の傷寒論に立ち返る」という意味で、自分たちを「古方派（こほう）」と名乗りました。

今まで、「東洋医学」や「漢方医学」という語を区別せずに使ってきましたが、ここで少し整理しておきましょう。

吉益東洞ら古方派によって、傷寒論を中心に再編成された医学の体系を「漢方医学」と呼びます。古方派の手になる漢方医学は、日本で独自の発展を遂げたものであるため、その点を強調するために「日本漢方」と呼ばれることもあります。また、傷寒論は薬物治療学を中心に記載された書物であることから、漢方薬の使い方についての学問だけを「漢方」と呼び、鍼灸医学や、その背後にある中国古来の伝統的な病態生理についての考え方（五臓論や陰陽五行説などを含む）を「東洋医学」と総称して、いちおうの区別がなされていることもあります。

さて、古方派の医学では、どれぐらいの量の毒が、どこに存在するのかによって治療が決まります。しかも五臓論や陰陽五行説のような、「理屈だけであって具体的に経験できないもの」を否定するスタンスをとり、毒の性状や局在を見たり触ったりして確かめようとしました。それが日本漢方における腹診の発達や解剖学への関心に結びつき、やがては蘭学・西洋医学への扉を開く原動力になっていきます。

前章で述べた伏屋素狄（ふせやそてき）の豚の腎臓を使った実験は、古方派が従来の中国医学を批判する、ちょうどそのころに行われたものでした。従来の中国医学理論では背中に二つあるソラマメ型の臓器を「腎」「命門」と区別していますが、素狄の実験は二つが同じように尿をつくる機能を担っていることを示しました。また従来の理論では、「腎」は尿と精液の両方を産生する機能があるとされていましたが、素狄の観察では尿しか出てきませんでした。

古方派はこの実験結果から、「中国医学は腎のところは間違っているけれども、ほかは正しい」と考えたのではなく、五臓論や陰陽五行説といった中国医学・思想の根幹にかかわる基本原理が反証されたと考えたのでした。

この反証を受け入れるか否か――。現代の東洋医学の中には、この反証を受け入れて五臓論や陰陽五行説の価値を割り引いて考える立場と、解剖学的観察との齟齬はあるにしてもそれは部分的なものと考えて、中国医学の体系は揺るぎないとみなす立場が並立しています。

ポパーの意見に従えば、反証を受け入れた前者の立場つまり古方派がより科学的であるということになります。日本の漢方はこの古方派が主流を占めており、「証の科学的解明」というスローガンも、もっぱら古方派のドクターが提唱しているのです。

古方派が舗装した道に西洋医学がやってきた

「今こそ漢方の科学化が必要だ」という主張には、まるでそれまでの漢方は科学化されていない、時代遅れの存在であったかのような含みが感じられるのですが、そんなことはありません。日本医学の科学化・近代化を主導したのは黒船の来航や明治維新ではなく、古方派の医師たちだったのだと私は考えています。世界で初めて全身麻酔下の乳がん切除術を成功させた華岡青洲も、『解体新書』で有名な杉田玄白も、古方派の流れに連なる人物です。

江戸後期の漢方医学は、西洋の科学の前にぬかずいて承認を得んとするような卑屈なものではなく、自ら「科学の体現者」であろうとし、西洋を上回る科学性と治療成績を備えていました（ちなみに当時の人は現代のScienceにあたる言葉として〝格物致知（かくぶつちち）〟あるいは〝格物窮理（きゅうり）〟という儒学用語を使っていました。これらは抽象的な観念や思考ではなく、具体的な事物や経験を出発点として、世界の認識の枠組みを樹立するという思想哲学上のスローガンでした）。

当時の西洋医学といえば、ヒポクラテスやガレノス以来の「四体液説」という古い時代の基礎理論の影響をようやく脱するころでした。東洋の五臓論が五行説と結びついていたように、西洋の四体液説も「四大元素（地・水・火・風）」という古代ギリシャ以来の世界観に対応した理論だったのです。

それが転換点を迎えるのは、一九世紀に「細胞」が発見されてからの話で、東洞より数十年遅れています。その後、一九世紀の後半になるとウィルヒョウが『細胞病理学』を、ベルナールが『実験医学序説』を発表し、コッホやパスツールが次々に病原体を発見していく時代に入ります。抗菌剤による治療が始まるのはやっと二〇世紀になってからです。

そうなると日本の医学の近代化・科学化は、黒船来航や文明開化といった「外圧」により導入されたのではなく、日本漢方の内発的な変化により成し遂げられてきたのだということになります。その担い手が古方派と呼ばれる漢方医たちであり、いわゆる〝お雇い外国人〟や欧米で学んだ医学者は、古方派が舗装した道を後からやってきた人たちだということは、もう少し強調されていいように思います。

物を分けて理解する方向

さて、中国医学の五臓論や陰陽五行説といった伝統的世界観から日本漢方が訣別したきっかけの一つは、解剖学の知見でした。

解剖の図譜がいかに人々の認識そのものを映し出しているかについては前章で述べた通りですが、解剖をすること──物をバラバラにして理解しようとすること──は事物についての認識を深め、情報を得る非常に強力な方法です。解剖をすることで伏屋素狄は腎臓の機能を明らかにし、放射線科医はレントゲン読影の精度を高めたわけです。

そもそも「理解する」とか「分かる」とは、バラバラに分解することを前提にしています。理解とは「理を解する」ことですから、それが「分かる」「分け(訳)」「分ける」に通じていることは明らかです。しかし、ただやみくもに切ってバラバラにするだけでは理解できるようになりません。「分ける」ことにより、ある種の規則性や共通性が浮かび上がって初めて構成や構造が「分かる」のです。

解剖を例に説明しましょう。

がっちりした体格の男性のAさんと華奢な女性のBさんは性格も容姿も大きく異なり、普通に対面してお話しするとまるで別の印象を持ちます。しかし、二人をCTスキャンで調べれば、肝臓は右上腹部に一つ、心臓は胸の真ん中に一つ、腎臓は背中に二つあって、場所も形も二人のあいだで

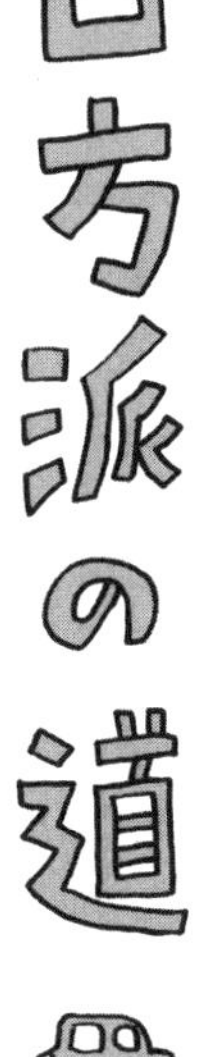
古方派の道

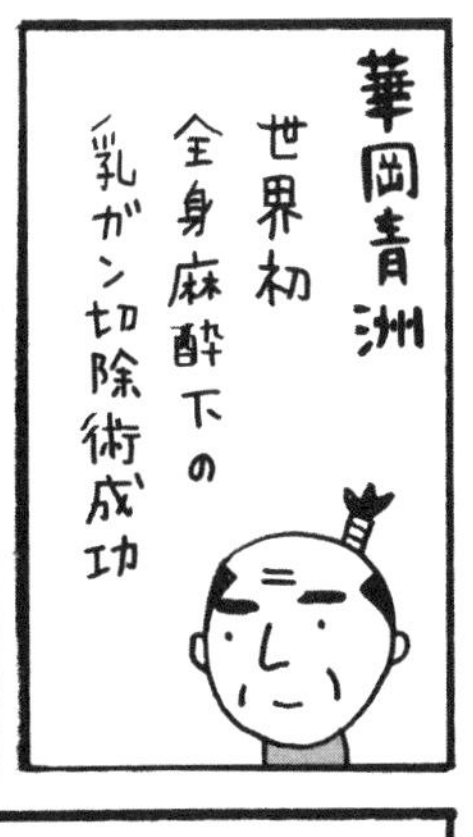
華岡青洲
世界初
全身麻酔下の
乳ガン切除術成功

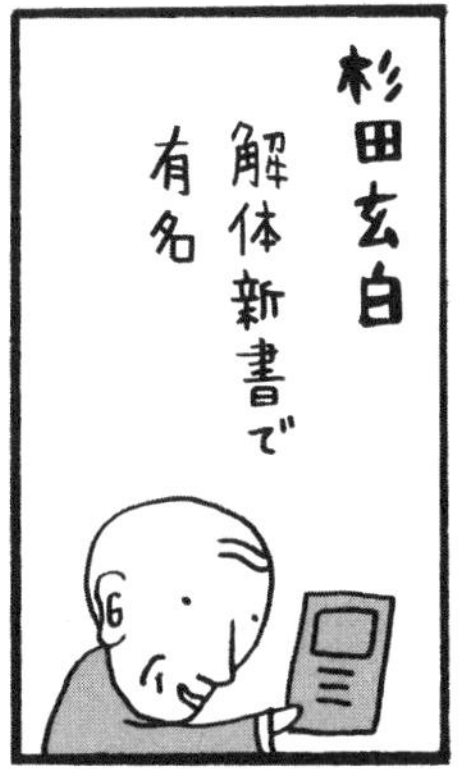
杉田玄白
解体新書で
有名

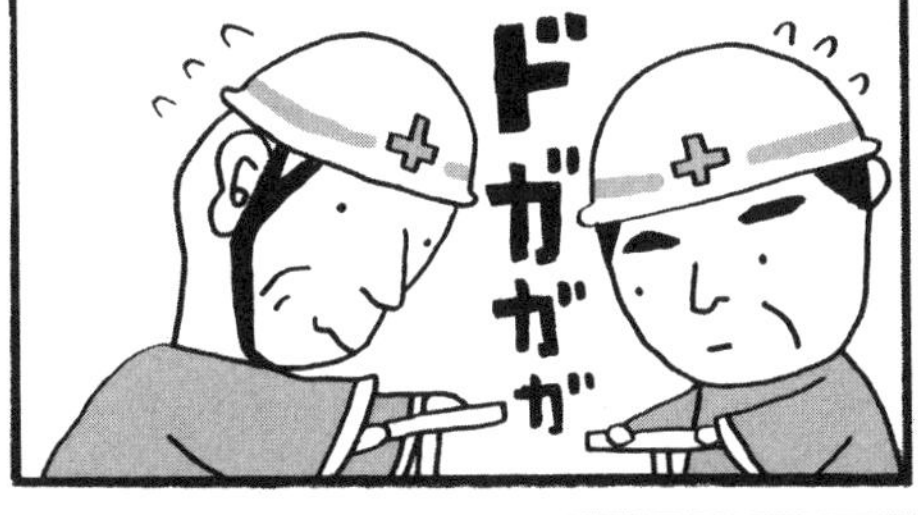
ドガガガ

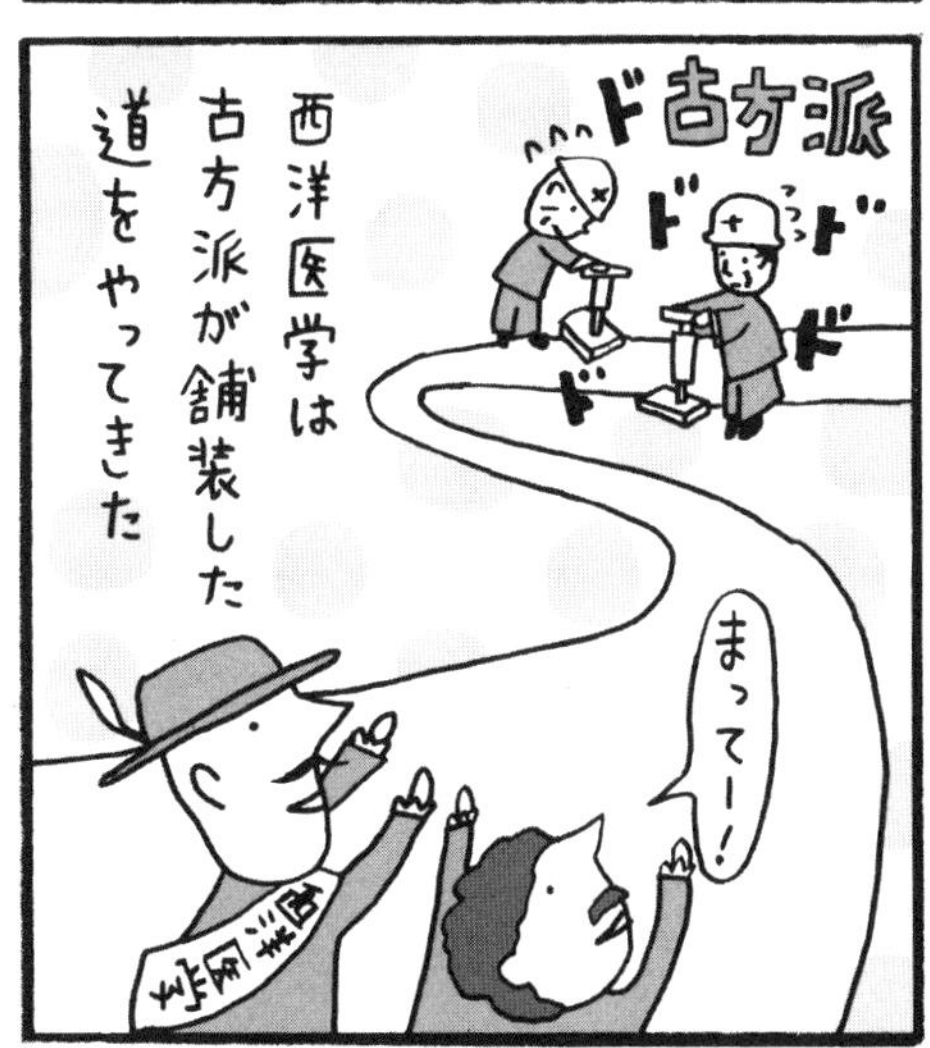
ド古方派
ドドドド
西洋医学は
古方派が舗装した
道をやってきた
まってー！

それほど大きな違いはありません。内臓レベルだと二人の体格を反映して大きさにやや違いがあるかもしれませんが、肝臓に針を刺して顕微鏡で調べたとしたら、肝細胞の見た目で二人を区別することはほとんどできないでしょう。

このように全体として見るとずいぶん異なるものでも、最小単位で見ると同じようなものです。そのAさんBさん共通の最小単位が積み重なって全体が構成されていることを明らかにするのが「理解する」という知的な営為ですし、人体の構造を理解する学問が「解剖学」という学問なのです。

しかし古方派の漢方医たちは、解剖学の有用性を認めながらも、一定の限界があると考えていました。幕末明治の名医、浅田宗伯（そうはく）は次のように述べています。

「医の術は活物を向こうに引き受けてすることとなるに、死物の規矩準縄を引き当ててする事間違いのことなり」

つまり、臨床とは生きている人体を相手にすることなので、屍体から得た知識を基準としてそれをそのまま当てはめようとするのは間違っている、というのです。

「バラバラにしてしまった身体と、生きている生身のからだは本質的に違う」という漢方の見方に対し、近代以降の西洋医学では「バラバラにしてしまっても、生きているからだとそう大きくは変わらない。その程度の違いは無視する」という考え方を前提とするのです。

そうなってくると、各臓器のネットワークシステムを前提とする五臓論のような生命論から離れていき、一つひとつの臓器をバラバラにして、「肝臓病学」「腎臓病学」など臓器ごとに病気を調べる学問が出てきます。さらには臓器を細胞単位までバラバラにして顕微鏡で調べる「組織学」や「細胞生物学」、そして細胞もバラバラにして分子単位まで下りていってその機能を調べる「分子生物学」など、たくさんの学問が分化していくことになります。

明治の人々がScienceを「知」とか「知学」のように訳さず、わざわざ「科学」、すなわち「分科の学」と訳したのは、専門に分かれることこそScienceの本質だととらえたからなのかもしれません。

全体性を志向する立場

一方、五臓論や陰陽五行説に代表される中国医学の伝統的な身体観・生命観は、専門分化とはまったく逆の方向、すなわち「全体性」を志向しています。

肝なら肝を、心なら心を……というふうに臓器ごとに細かく見ていくのではなく、五つの器官系の相互の関係性を重視していきます。全体を全体のままにとらえるのですから、バラバラに分解して無理に同一の単位やカテゴリーに押し込もうとはしません。端的にいってしまえば、「理解」というアプローチをとらないということになります。

前に述べた同病異治、異病同治にしてもそうです。同じ病気と理解されていても、全体的にとらえると違う治療の仕方が適当であると判断される場合もあるし、逆に、違う病気と理解されていても、全体的に見るとたまたま同じ治療になるという場合もあるという意味でしたね。

風邪の治療を例にとってみましょう。

西洋医から「何か風邪に効く漢方はありませんか？」と聞かれると、漢方医は困ってしまいます。西洋医には風邪の患者はみな同じに見えるのかもしれませんが、漢方医にいわせれば、体の丈夫な人がひく風邪と、体が弱い人がひく風邪、そしてひき初めの風邪と長引いた風邪はみな違うからです。それで漢方医はたくさんの処方を使い分けるのですが、それを見ている西洋医から「同じ風邪なのになぜ薬が違うのか。理解できない」と言われてしまいます。

このように漢方医が同一視を退けて全部違うと言っていると、「風邪」という概念自体が成り立たなくなって、西洋医との共通理解の基盤を失ってしまいます。

私が「証の科学的解明」というスローガンを前に途方に暮れたのは、伝統的な証の考え方は、そもそも「科学」による「解明」にそぐわないのではないかと考えたからでした。

大学院ではマウスに漢方薬を飲ませる実験を手掛けましたが、そういう実験で証が解明できるのだとしたら、漢方においてはマウスと患者の違いを無視していいのかという疑問がわいてきます。「同じ病気でも人によって違う治療を選択する」というのが漢方医学の特質であるのに、生物種の違いすら無視してしまうと、漢方の最も優れた部分など評価できないのではないかと私は考えたのです。

では、漢方の優れた部分とはいったい何か？

全体を全体のままとらえるとは、どういうことか？

これらについてもう少し考えるために、次は古方派以外の東洋医学の意見を聞いてみることにしましょう。

7 「触れる」思想

ある学会でのやりとり

今をさかのぼること四〇年以上前、一九六六年の第一七回東洋医学会総会でのことです。A博士の行った喘息の漢方治療が他の漢方治療の成績より全治率が非常に高かった、という内容の発表がありました。

発表の後、F博士が質問に立ち、「薬効だけでなく精神的な指導が有効だったのではないか?」

と聞くと、発表者のA博士は「今まで治癒率が低かったのは、薬をきちんと服用していなかったからではないか。私は煎じ薬を保険外で処方しているので、患者がきちんと服薬してくれた。それでよく効いた」と答えました。

このやりとりをフロアで聞いていた指圧の大家M氏は、A博士は喘息の一般的処方ではなく、自律神経失調症によく使われる薬を処方していることをまず指摘し、さらに「たとえ同じ薬を他の医師が処方したとしても同じように効くでしょうか。こうした処方を決めたA博士の直感こそ真の漢方診断（証）であり、高い治療率を支えているものです。そのような確信ある医師の態度・診断を通して、患者は精神療法を受けているといってもよいのではないでしょうか」とコメントしたのです。

M氏の解釈はこうです。A博士の報告した喘息症例は、実は精神・神経的要因で増悪しているものが多かった。そこでA博士は自律神経に働きかける漢方薬を選択した。なおかつ、患者に「これはどんな作用の薬で、どう服薬すればよいのか」を説明すること自体が一種の精神療法として機能した。精神・神経的要因で悪化しているものに、適切な薬と精神療法の両方を行ったので、成績がよくならないはずはないだろうというわけです。

ところがM氏のコメントに対しA博士は、「私は、漢方治療に精神療法は使っていません。自律神経に対して処方もしていません。精神療法で治すということは、薬などどうでもよいということでしょうか」とやや厳しい口調で答えました。

この学会でのやりとりは、A博士の素晴らしい診療姿勢と治療成績をM氏が讃えているにもかかわらず、A博士が怒ってしまうという奇妙な結果に終わっています。どうしてこのような齟齬が生じたのでしょう。

「精神的なもの」の位置

漢方薬投与群と偽薬（プラセボ）投与群を比較する臨床試験を組んだとします。そこで漢方薬と偽薬に差がないということになると、漢方薬の有効性に対する信頼性が揺らいでしまいます。したがって、漢方薬が偽薬よりもよく効くことを具体的データで証明して、アンチ漢方派のいう「プラセボ効果の可能性」を排除しよう。これがA博士の思いであったはずです。

喘息症状に有効であるとされる漢方処方は、〈麻杏甘石湯〉、〈小青竜湯〉、〈神秘湯〉などたくさんありますが、その中に〈柴朴湯〉という処方があります。柴朴湯は、免疫アレルギー反応の調整作用があるといわれる〈小柴胡湯〉と、さまざまな不定愁訴やいわゆる自律神経失調症に処方される〈半夏厚朴湯〉の両方が合わさった処方です。

不定愁訴や自律神経失調というものは、西洋医学的には「気のせい」「精神的なもの」と片づけられてしまいがちです。西洋医学の文脈で「気のせい」といった場合、「気」とは形のないもの、実体のないものを意味しますから、「気のせい」は実体のないものにもとづく愁訴ということになってしまうのです。

それに対して漢方でいうところの「気」とは、生体を動かすエネルギーのことです。決して実体のないものだとは考えていません。エネルギーが不足する病態(気虚)、エネルギーのめぐりが滞る病態(気鬱)、エネルギーの逆流が起こる病態(気逆)を想定し、それぞれへの対処が定められています。このうち半夏厚朴湯は気鬱を治す代表的な処方であって、「気」のめぐりを改善することにより、不定愁訴や自律神経失調を改善します。このように漢方では、「気」を媒介にして身体的問題と精神的問題を継ぎ目なく取り扱うことが可能です。

喘息の漢方治療でも必ず、問診などで気鬱の症状がないかどうかチェックします。それは、「この患者の咳は精神的なものから来ている」と疑ったり、決めつけたりしているわけではありません。喘息を適応とする漢方処方が複数あるうち、最適な処方を選択するためには気鬱の項目をチェックしないといけないわけです。その結果、気鬱の当てはまる症状が多ければ、柴朴湯が処方される可能性が高まります。

このように漢方診療では、西洋医学なら「精神的なもの」として切って落とされる部分を拾い上げて、それが処方にも反映されるので、一種の精神療法がビルトインされているともいえます。

しかしA博士は、自分の漢方治療に、精神的なものが入り込んでいると指摘されることを嫌いました。精神的なものが入り込んでいることを認めてしまうと、漢方薬が薬として効く部分――プラセボ効果を差し引いた「純粋な」薬効――が、より小さく見積もられてしまうことを恐れたのです。それでは自分の発表の〝科学性〟が低められてしまうということでしょう。

学会上での論争を振り返ってM氏は、「医薬を用いない医療は本来正当なものではなく、それで治る病気も本当の病気ではない」という考え方がその根底にあり、なおかつ精神療法に対する評価が不当に低いために、A博士から奇妙な反論を受けたのだろうと述懐しています。

西洋近代医学は、科学つまり専門分化した「科」の「学」を基盤としますが、M氏は、専門分化が進むほど精神の問題を扱いにくくなるのだ、と言います。精神という問題は、健康な身体の上にも、病いにある身体の上にも降りかかってくる問題です。「二つの身体の中に健康と病いが同居し、この二つの働きかけの中で精神という現象が像を結ぶ」といっても過言ではありません。したがって、身体をバラバラにして病の部分だけを抜き出したり、健康な部分に境界線を引いて考えたりすると、精神という問題はとらえにくくなってしまうのです。

しかも、バラバラにするととらえどころがなくなるのは、身体を単位としたレベルだけではありません。精神というものは、治療者と患者の人間関係や、周囲の社会・環境的要因からも多大な影響を受けます。近代科学的な方法論は、こうした外界との関係性を極力排除して患者に起こった変化を評価しようとしますが、そんなことをすれば精神という問題は見失われてしまう。そうM氏は主張するのです。

柴朴湯の処方の決め方一つとっても分かるように、東洋医学は、人間精神を含むことで成り立っている。東洋医学は科学性を求めて西洋医学を追いかけるような劣位に置かれた存在なのではなく、患者のかかえる「精神的な問題」にも包括的に向き合う必要性を説く、対等な批判者となりうる存在なのだ――。

指圧の大家であるM氏のこの鋭い指摘に、次の時代の医学をひらくカギがあるように私は感じました。彼はどのような経緯をたどりこのような立場をとるに至ったのか、M氏の経歴と業績から振り返ってみましょう。

柔らかい「手」――増永静人の思想と方法

M氏こと増永静人は、一九二五年に広島県呉市に生まれました。京都大学文学部で心理学を専攻し一九四九年に卒業、それから一〇年間、指圧の研究に没頭します。そして一九六八年に東京上野に指圧研究所「医王会」を設立し、治療家としての活動をスタートしました。医王会という名称は、仏典『雑阿含経(ぞうあごんきょう)』の「医の王とは、よく病を知り、よく病の源を知り、病を対治し、その治病を知り、当来再発せしめざるをいう」という一節に由来します。

その後長きにわたって診療活動と後進の育成に当たり、海外に招請されての講演や指導もさかんに行いました。一九八一年に指圧の専門家として異例なことに日本東洋医学会評議員に選出されましたが、同年直腸がんで死去、享年五七でした。

増永静人は「医薬即医療」という考えを批判していますが、それは彼が医薬を使わない手技療法の実践者であったことと無縁ではありません。彼の残した著述から、指圧という治療行為をどのように位置づけていたかを振り返ってみましょう。

診断だとか治療だとかのはるか前の段階、つまり私たち医療者が最初に患者と相対したときに「どのように接しているのか」「どのように触れていくのか」——そこから話が始まります。

西洋近代医学における触診とは、手が冷たいとか爪の変形などの観察を通じて、異変の徴候を見出す行為です。たとえば鉄欠乏性貧血にみられる「スプーンネイル変形」や、慢性呼吸不全の身体所見として有名な「バチ状指（肥大性骨関節症）」などですね。それに対して指圧の診察スタイル「切診（せっしん）」（詳細は後述）は、細部にわたって分析する方法論をとりません。

私は以前、指圧の心得のある人にお会いして握手したとき、開口いちばん「あなたの手は柔らかいですね」と言われたことがあります。

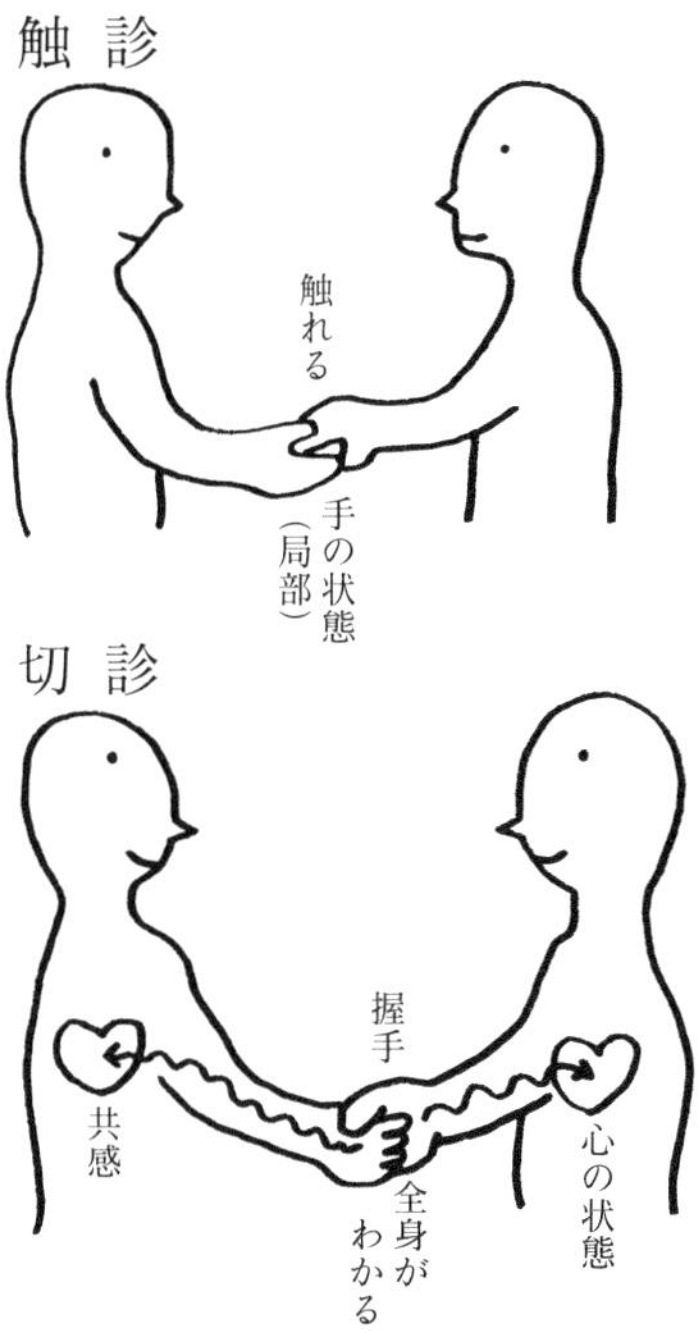

指圧を含めて手技療法の世界では、手が柔らかいほうが治療者に向いているとされています。なぜなら手は相手の状態を感知するアンテナ（受容器）であり、柔らかいほうが、より感度が高いからです。同時に手は、押したり揉んだりして患者に働きかけるエフェクター（作動器）でもあります。働きかけるとき冷たく固い手だと患者にとって侵襲的となりやすく、逆に柔らかくソフトなほうが患者の中にうまく入り込めるので、介入としても柔ら

触診
触れる
手の状態（局部）

切診
握手
共感
心の状態
全身がわかる

かい手のほうがよいと考えられるのです。そのため指圧を志す人は手を柔らかくする訓練をするそうです。

しかしこの手の柔らかさは、ただグニャグニャしているということではありません。よきアンテナ、よきエフェクターとしての柔軟さ、しなやかさであって、単位面積当たりの圧力で測られるような柔らかさではありません。その人の内面や物の考え方、性格といったものが伝わってくるような柔らかい感じなのです。

私と握手した指圧の治療家はきっと握手するときに、「この人はどんな人なのかな？」と思いながら手を差し出しているのでしょう。初対面のときは誰でも、どんな人かなと思いながら、やや緊張しつつ相手の振る舞いを観察するものですね。

その際ふつうは、相手の風采や態度を見たり（視覚的情報）、その人の言動や行動に対する評価（論理的思考）に頼って、どんな人かを判断している場合が多いと思います。これに対して指圧の治療家は、握手したときの手の触った感じ、つまり触覚の情報も動員して、相手がどんな人かを判断することを習慣的に行っているのです。

手技療法を知らない人間にとっては、触覚の情報が相手の内面を伝えるとは思いもよらないことです。しかし指圧を生業としてたくさんの人のからだに日常的に触れている人には、触覚の情報だけで、かなり濃密なコミュニケーションが成り立ちうることが実感として分かるのでしょう。

したがって「あなたの手は柔らかいですね」という言葉には、ややお世辞が入っているのかもしれませんが、「あなたは手技療法に向いている」という先輩・指導者としての評価の意味もありますし、「あなたは信頼してもよさそうだ」という、友人・同朋としての印象も含まれていると思います。さらには、「あなたのその柔らかい手で私の手を握ったとき、あなたは私の存在をどのように感じましたか？」という問いかけもあったのかもしれません。

私は素人なので「あなたの手は柔らかいですね」の言葉に驚いてしまい、そのときどのように感じたかということはふっ飛んでしまったのですが、最近は握手するときに、少しでも相手の存在を感じ取ってみようと気をつけています。「あなたは私の存在をどのように感じるのか」という問いに答えられるようになれば、私も手技療法家になれるかもしれません。「問いに答える」といっても、言葉ではなく手で答えるのでしょうが……。

切診と触診、何が違うか

出会いの触れ合いから、さらに話を進めましょう。腹部の診察になると、西洋医学の「触診」と指圧の「切診」ではもっと違いが際立ってきます。

西洋医学の触診は、臓器の性状や大きさを知ることが第一の目的です。目的を達成することのみを考えればメスで腹部を切って中を覗いたり触ったりするのがいちばんですが、おいそれと簡単にできることではありません。

なので西洋医学にとって腹部触診は、「靴の上から足を掻く」ようなまどろっこしい診察だという側面があります。腹壁越しに少しでも内臓の感触を得ようとするので手や指にかなり力を入れる必要がありますし、少しでもいい位置で臓器を触れたいので患者にも息を大きく吸わせたり吐かせたりします。これはかなり患者に苦痛を強いることですし、当然ですが患者は腹筋を強張らせてしまいます。

それに対して指圧の切診には、「患者の中に入っていくこと」、つまり治療者が自他の別を超えて患者側に溶け入るようなイメージが込められています。それが、「接」ではなく「切」の字を当てた理由であろうと思います。

切診では柔らかい手が要求されます。なでるように優しく触れながら、なんとなく湿っているとか、おなかがなんとなく柔らかいとかを指圧師は感じ取り、患者のほうも優しく触られるうちにリラックスしてきます。指圧の用語では、「押す」とはいわず、わざわざ「按じる」といいますが、これは手偏に安と書くことからわかるように、患者からリラックスした反応を引き出すからです。この「按じる」ことによって浮かび上がる所見が、指圧の診察では重要視されます。

たとえば腹筋が緩むことにより、臍の上あたりに動悸が触れるように感じられることがあります。西洋医学の触診で腹部に動悸が触れるときは、腹部大動脈瘤を疑う所見であると理解されますが、指圧や漢方医学の考え方では、腹部の動悸は「気」つまり生体エネルギーの異常を示すと理解されるのです。このような所見は漢方医学の教えるところによると、やせて華奢（きゃしゃ）で神経の細やかな体質で、ホットフラッシュやパニック発作を引き起こしやすい者によくみられる、ということになっています。

この切診の所見をやや西洋医学の理屈をつけて考えるならば、おそらく「ホットフラッシュやパニック発作になりやすい人は、華奢で腹壁が薄いわりに、血圧がやや高めという特徴があるのだろう。その結果、腹筋を緩めると腹部大動脈や上腸間膜動脈の拍動が腹部全体を揺らせる様子が触れられる」と解釈できるかもしれません。

切診の「相互性」

このように西洋医学と触診と指圧の切診では、得られる情報の質がまったく違います。前者は臓器の形状にフォーカスされていますが、後者は患者の身体的状態のみならず、それと密接に結びついた心理状態や性格をも丸ごと、しかもぼんやりと視野に入っています。「フォーカスを絞らず、ぼんやり全体の印象をつかむ」——これが切診の大きな特徴です。

さらにもう一つ大切なこととして、切診には「治療者についての情報が患者に伝わる」という逆方向のコミュニケーションがあります。

患者は暖かい手でゆっくりおなかを触られているうちに、「この人は、自分を癒そうとしている」「この人は信頼してよい」ということを直感的に感じ取ります（もちろんこれは治療者の腕がよい場合であり、下手な触り方をされると不信感を抱かれることもありますが）。こうした指圧の診察をめぐる相互性も、増永が重要視したことの一つです。

切診

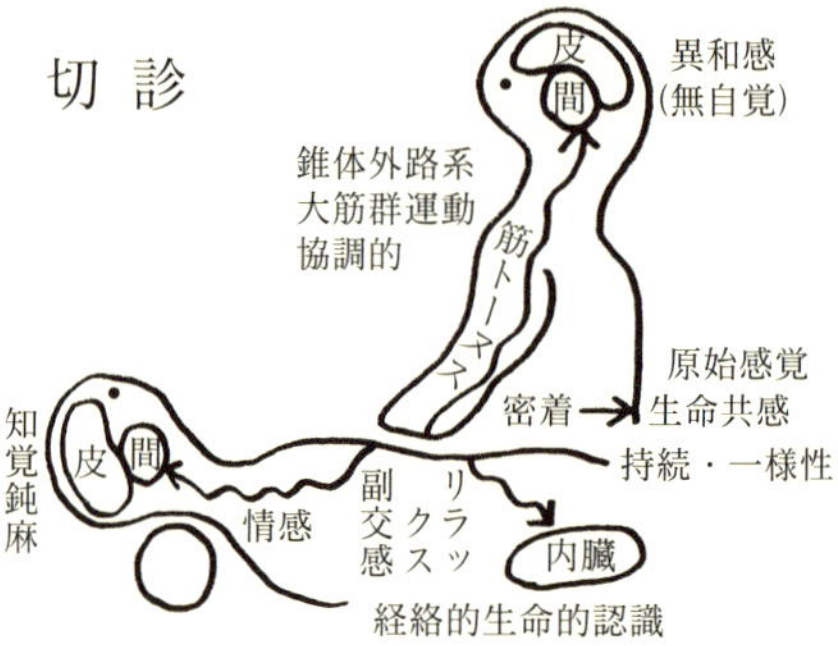

触診

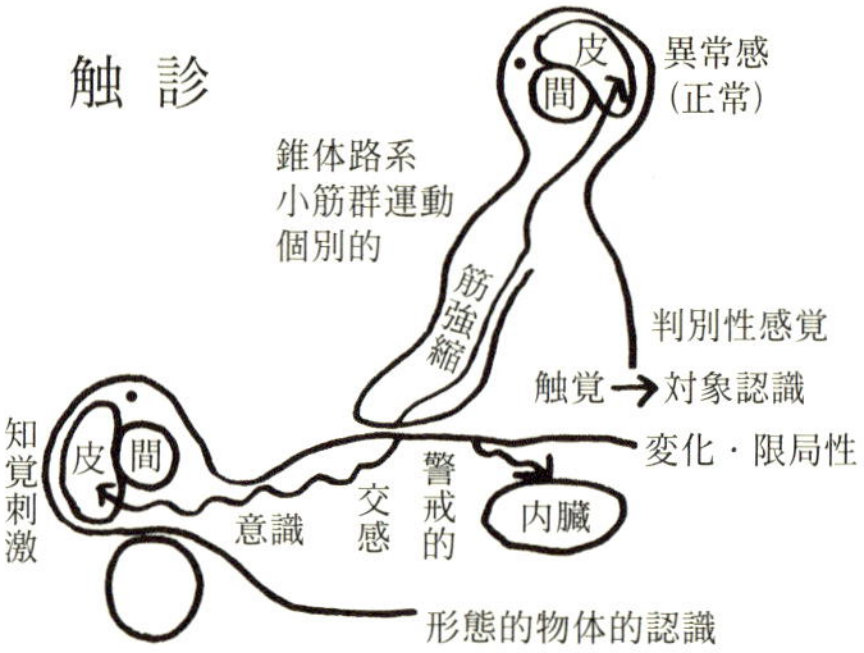

　西洋医学では、触診に対する患者の反応は、単なるノイズとしか考えません。術者がどう押そうがおなかの中に初めから〝正解〟が変わらずに存在しているはずだと考えます。たとえばくすぐったがりの患者の場合、腹部を触診すると思わずおなかを強張らせて、必死に笑いをこらえるような表情をします。腹筋が強張ると、内臓の形をうまく触知できないので、西洋医学的には、「患者がおなかを強張らせるために、腹部の臓器を正しく触れられなかった」という所見になります。

　これに対し増永は、「自覚的には不安定になりやすい腹証も、生体の圧反射を喚起することで非常に安定した症候とすることができる」と主張します。東洋医学的には、くすぐったがること自体が、「ストレスに反応しやすい、神経過敏の兆候である」ととらえ、ストレスを受け止める臓器である「肝」の異常ではないかというふうに考えます。そして、手を動かさずじっとおなかに手を当てていると、くすぐったさに慣れて腹筋の緊張が緩み、指が入っていけるようになります。そのと

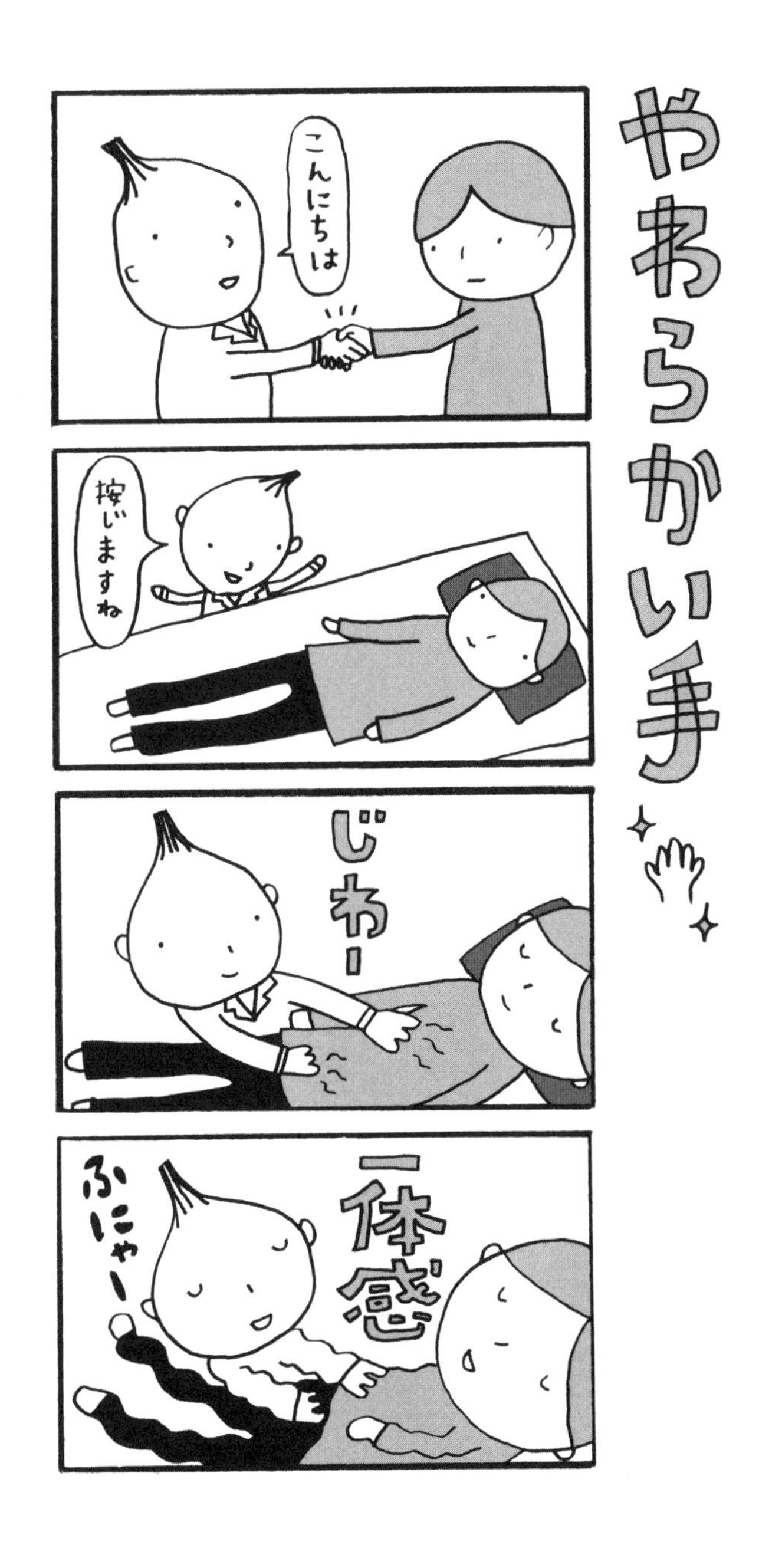
やわらかい手
こんにちは
按じますね
じわー
一体感
ふにゃー

きに胃のあたりに痛みを感じたら、「ストレスのために、消化器系（漢方では「脾」といいます）もダメージを受けている」という診断が成り立ちます。

このように腹証とは、最初からおなかにそのままの状態であるのではなく、術者の適切な働きかけによって相互的に形成されていくものなのです。

自覚症状を超えて

おなかをていねいに触っていくと、患者自身がまったく気に留めていなかった所見が浮かび上がることがあります。

「ここを押すと痛くありませんか？」

と聞くと、

「そうです。痛いです。なぜ先生はそこが痛いとわかるのですか？」

と驚かれることがあります。

患者は腹診を受けるまで、そんなところが痛いとは自覚していないのですが、施術者が手を触れて初めてその異常を意識します。施術者からしたら、患者のからだに異常のありかを尋ねているつもりですが、患者からすると施術者に自分のからだの異常を言い当てられたような気持ちになるようで、不思議な瞬間です。

増永は「生体は按圧されることで、自覚的になる以前の圧痛や経穴の異常を鋭敏に意識できる」と述べています。「自分のからだのことは、自分がいちばんよく知っている」という人は多いですが、それがしばしば間違っていることがわかる瞬間でもあります。

西洋医学では、まず患者の腹部の自覚症状があって、そこから触診が始まります。したがって「圧痛点が徐々に浮かび上がってくる」などということはありません。痛みがあることは最初からわかっていて、それを触診により再現させて異常の存在と位置を確認し、その痛みがどのような性状かを詳しく記述するわけですね。

ところが東洋医学では、「腹部に自覚症状があるから腹診をする」のではありません。どんな患者にも、たとえ目の症状で来た患者にも腹診をします。これは脈診も同じです。不整脈の自覚があるから脈を診るのではなく、すべての患者の脈を診ます。東洋医学では、たとえ目の病気であっても、目の病気の原因をなす全身の状態の乱れがあり、その全身状態の乱れが腹部に、あるいは脈に表れていると考えているからです。

患者は多くの場合、全身状態の乱れを自覚しておらず、目の異常ばかりを気にしています。そのため、本人も気がついていないようなからだや心の変調が、施術者がおなかを触ることで初めて意識されるということが起きうるのです。

判別性感覚と原始感覚

増永は、「西洋医学の触診と指圧診察の切診では、使っている感覚が異なっている」と言います。触診で働かせる感覚は、物を見分ける働きです。いくつかのものを比較して、共通点と相違点を明らかにし、組織づけて知識を構成するという目的を持った働きのことです。これを増永は「判別性感覚」と呼びました。

判別性感覚は二点弁別が基礎になっており、空間的な位置関係、時間的な前後関係を認識します。たとえば「肝臓が腫れていて、季肋下に二横指触れる」というのは空間的な判別性感覚ですし、心臓の聴診で「I音の直後にII音が聞こえ、吸気時にII音が分裂して聞こえる」というのは時間的な前後関係で判別しているわけです。この感覚はヒトが進化の過程で飛躍的に発達させたもので、人間を万物の霊長たらしめているものです。

この判別性感覚をもとにした触診によって肝臓と脾臓を弁別し、腫瘍か炎症かを鑑別することが可能になります。こうした過程の積み上げは、「健常と病気」「治療者と患者」「自己と他者」等々を区別することにつながっていきます。まさに前章で述べた〝分かる〟〝理解する〟といった現象は、「世界を判別性感覚によって分解すること」を意味しているともいえましょう。

一方、指圧の切診で働く感覚とは、増永によると「原始感覚」です。原始感覚を一言でいうと「生命の実態をつかむ」という感覚です。

増永は生命を「空間的には相互依存し、時間的には螺旋状に還流している存在」というイメージでとらえていました。生命をあいまいな輪郭のままに受け止め、存在を感じ、交流しあうもの——これが原始感覚だといいます。

判別性感覚では、「どこからどこまでが患者の身体であり、どこからどこまでが治療者の身体である」という空間的位置関係や、「いつからいつまで生きていたか、健康であったか」という時間的前後関係を明確に区別して、生命をソリッドなイメージで画然と描きます。しかし、そのような認識は原始感覚を台なしにしてしまいます。原始感覚の基盤となる心の働きは、認識ではなく共感です。自他の区別をなくし、治療するもの／されるものの関係も溶解して、生命は流体のイメージとなります。

判別性感覚が五感に属するとすれば、原始感覚は五感の根底にある第六感ともいうべきものかもしれません。増永は、大脳新皮質の奥底にある旧皮質や間脳といった、人間以外の動物でも発達している脳の部分が、原始感覚を司っていると考えていました。ですから、腹部を按じられているときのリラックスした反応が起きたり、「この人はなんとなく信頼してもよさそうだ」と親近感を抱くのは、切診により原始感覚の交流が起きているということになるわけです。

8 四診と恋愛

原始感覚を交流させる診察スタイル

前章では、判別性感覚に対して、原始感覚の交流という論点を挙げました。では東洋医学では、具体的にどのようにして原始感覚の交流のチャネルを開いているのでしょうか。実は、「四診（ししん）」と呼ばれる独特の診察法がその手順になっています。

四診とは、望診（ぼうしん）、聞診（ぶんしん）、問診（もんしん）、切診（せっしん）と呼ばれる四種類の診察法のことです。これまで述べてきた切診とは、この四つの診断法のうちの一つだったわけです。

増永は、四診を通して原始感覚の交流につながっていく過程を、意外なものにたとえました。彼は、四診をなんと恋愛のステップになぞらえて、次のように説明しています。

まず、望診は患者の様子を一目見るだけで、聞診は患者の声を聞いてその話し方や声に力があるかどうかで、患者の体力や病気の状態に関する大まかな情報を得ます。

増永は望診を「夜目・遠目・傘の中」、聞診を「声音・衣擦れの音・漂う香り」とたとえています。いずれも輪郭がはっきりしない不明瞭な情報ですが、恋愛のステップにおいては、はっきり見えなかったり聞こえない状況のほうが、相手に興味を抱く確率が高まります。

原始感覚による認識では、部分を拾い上げるのではなく、ぼんやりと全体像を把握することが大切です。高度の判別性はむしろ妨げになりかねません。なるほど「夜目・遠目・傘の中」「声音・衣擦れの音・漂う香り」とは、その特徴をよく言い表していますね。

次に、問診では「本心を探り出そうといろいろ話しかける」ということになります。どのような情報を問診で集めるかということだけでなく、問診における働きかけ方、話しかけ方に関しても、治療者の腕前が問われます。増永が四診を恋愛にたとえたのは、まさにこの点を強調したかったからであろうと思います。

相手の氏名年齢や趣味、職業を聞き知ることも大事ですが、話しかけたときに相手に与える印象が悪ければ、恋愛は不成就に終わるでしょう。西洋医学の教科書でも問診は重要視されますが、患者のどのような情報を集めるかにページのほとんどが割かれています。問診を通じて医療者がどのようなに印象をもたれているかに関して、まとまった記述を見ることは稀です。こうしてみると、問診の「相互性」ということについては、西洋医学は東洋医学より関心が薄いように思われます。

そしていよいよ切診なのですが、これは患者に接触する診断法のことです。

東洋医学の切診は脈と腹を診ることです。脈診は主に中国で発達し、中医学では現在でも脈の性状を非常に細かく分類して診断します。「あの娘は気があるのだろうか」「脈あり？」という言い方をしますが、これは接近の仕方としては謙譲なアプローチといえるかもしれません。中国人はその歴史の中で激しい政治的動乱を幾度もかいくぐり、身分制度も厳しかったので、対人関係に独特の慎重さを見せる人が多いようです。腹診よりも脈診が発達したのは、そのような文化的背景があったといわれています。

対照的に、腹診は日本人好みの率直なアプローチです。「腹を見せる」「腹を割って話す」というように、すべてを包み隠さず他人に開示することが信頼の証と考える傾向が、日本人の対人関係の特徴としてあるようです。

「他者からの刺激」の快と不快

さてあらためて、増永はなぜ四診を恋愛にたとえたのでしょうか？　恋愛にたとえて、四診の何を伝えたかったのでしょうか？

それに答えるために少し回り道をして、そもそも「人はなぜ恋愛を求めるのか」について考えてみたいと思います。

恋愛は種の保存のための行動であり、性的快楽を得る衝動に突き動かされた営みだという考え方もありますが、オーガズムを得るためだけに性行為や恋愛をしているとしたら、そういった活動はすべてマスターベーションで代替しうることになります。

でも、人はマスターベーションだけで満たされない欲求や衝動を恋愛に対して抱くものであるとするなら、それは他者を求めているからなのでしょう。極端にいえば「コーヒーはひとに淹れてもらうほうがおいしい」みたいな話で、自己がつくり出す感覚的刺激より、他者から与えられる刺激に大きく反応し、快楽も大きいのだということです。

ただし、他者からもたらされる刺激であれば、どんな性質のものであってもよいということではありません。たとえば強姦のような場合、襲われた側は恐怖と驚きでからだを強張らせ、守ろうとします。そこへぐいぐい押し入っていくわけですから、襲われた側は物理的にも精神的にも損傷を受けます。ですから性行為に先立って信頼関係を築くことが必要不可欠ですし、お互いの安全を保障することが快い性行為の前提になります。互いの目を見つめ、話をよく聞き、優しく語りかける……。まさにこの信頼関係を築くプロセスこそが、「恋愛」と呼ばれているものの中味なのかもしれません。

強姦のような例は別としても、セックスに十分満足できる場合と、なんとなく不満を残す場合がありります。セックスがうまくいっているのは、相手が快楽を得られる部位に適切な刺激を与え合う

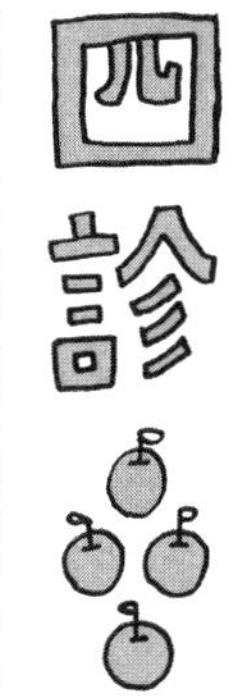
四診

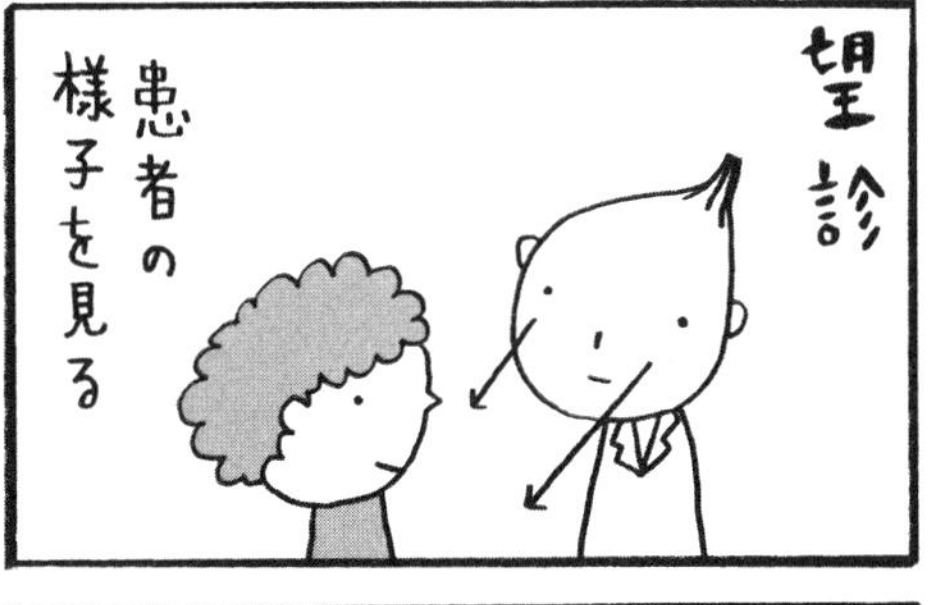
望診
患者の様子を見る

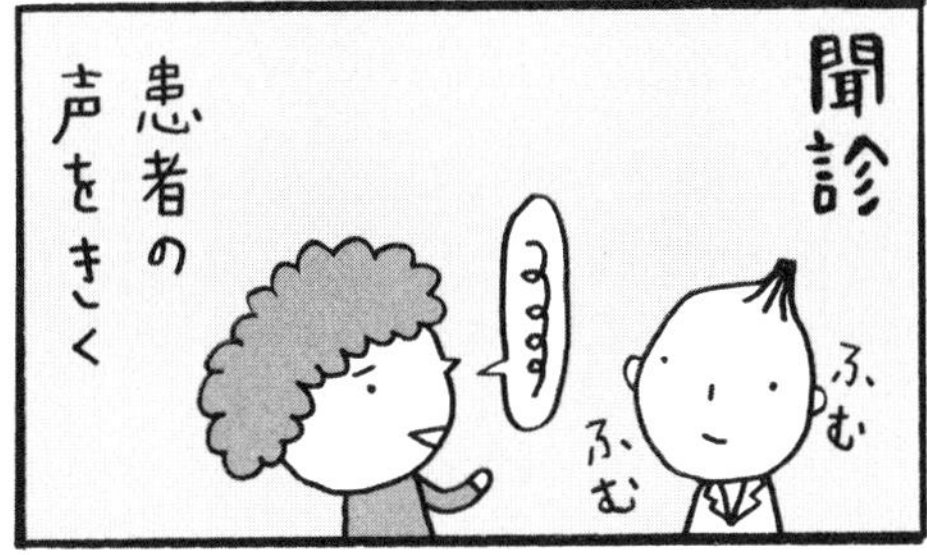
聞診
患者の声をきく
ふむ
ふむ

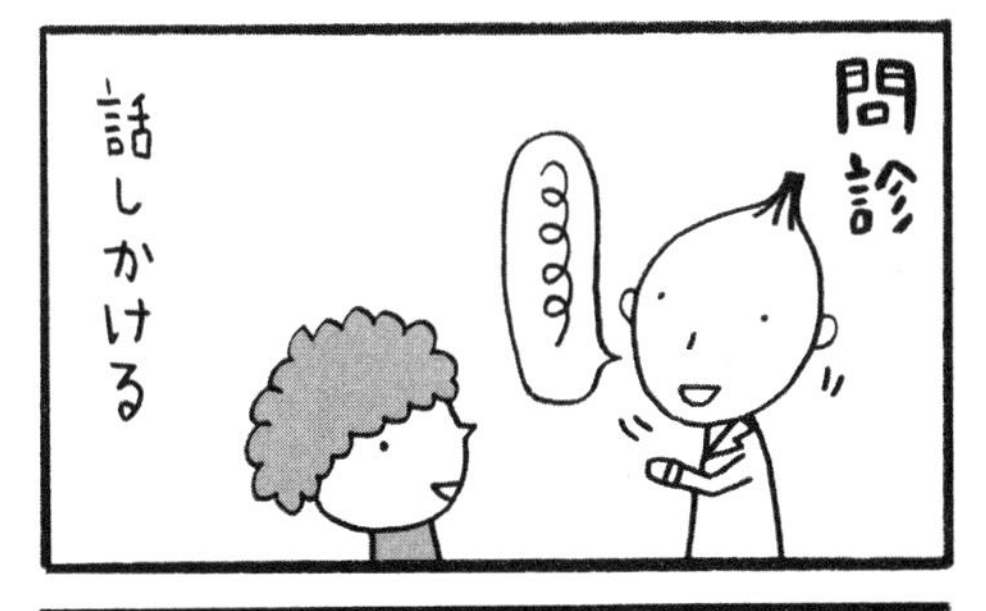
問診
話しかける

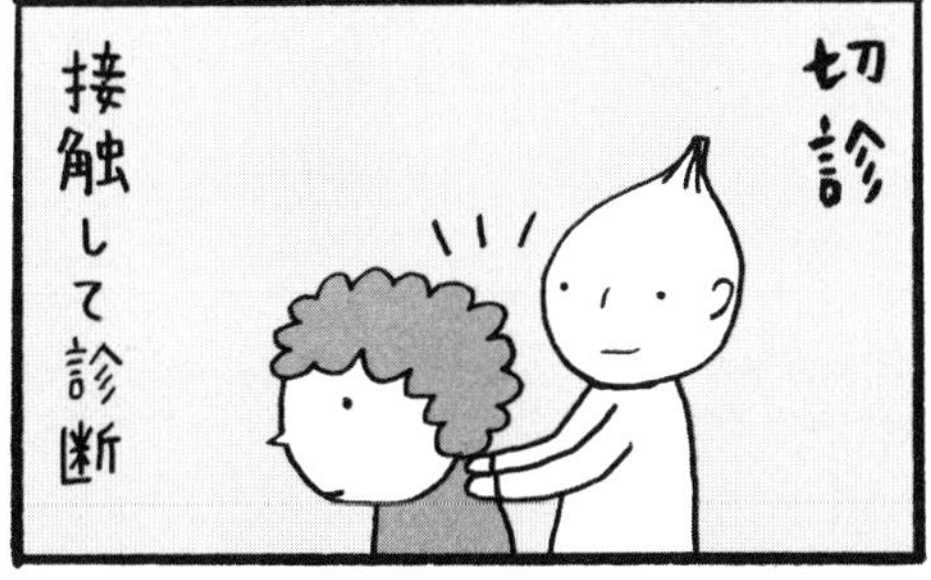
切診
接触して診断

ことができる場合です。これは相手の感覚を自分の感覚とし、自分の感覚を相手の感覚にできないと不可能なことです。

相手の感覚に自分の感覚をピタリと調律できるようになると、「相手が自覚していない快楽を得られる部位に刺激を与える」ということが起こり得ます。これはマスターベーションでは得られない性質の快楽でしょう。

こう考えると、増永が指摘しているように、指圧をはじめとする東洋医学の手技療法と性行為には、類似した点がいくつも見つかります。切診に先立って望・聞・問診があることや、下手な指圧はただぐいぐい押しているだけに終わっているのに対し、上手な指圧は患者が快を感じる正しい経穴に適切に按圧し、患者が自覚するより先に経穴の異常を感知して、そこにも治療を加えることができるといった点です。

手技療法と性行為の違いを一つ挙げるとするなら、手技療法は基本的に皮膚と皮膚、あるいは皮膚と器具を介して術者と患者が接するわけですが、セックスは傷つきやすい粘膜同士を直に接する行為である点です。自分のいちばん弱く敏感な部分をさらけ出し、他者に委ねる行為ですから、手技療法に比べてセックスのほうがはるかに他者に与える刺激量が大きく、また自分の受ける影響も大きくなります。

そのため性行為は、下手をすると心身ともに深く傷つくうえ、病気になる可能性も高いという、ある意味たいへん危険なことなのです。手技療法よりも日常にありふれたセックスのほうが自他ともに受ける侵襲の度合いが高く、しかも多くの場合、非専門家によって営まれているというのは、驚くべきことなのかもしれません。

セックスを排除する意味

江戸時代の漢方医、尾台榕堂（一七九九―一八七〇）は「神仙房中の如きは医法にあらず」と断言しました。

『漢書芸文志』という古い中国の歴史書は、当時の医学書を四つのジャンルに分けています。一つめは「医経」すなわち医学です。次に「経方」つまり処方学のことで薬学です。三つめが「神僊（仙）」、これは健康法を指し、手技療法の知識はここに入ります。最後が「房中」つまりセックス医学です。

東洋医学では古くから、セックス医学の研究に大きなエネルギーを注いできました。それは儒教道徳のもと、子孫を絶やさないということが人々の大きな関心事であったことにもよるのですが、気功や指圧などの手技療法と同じように、性行為も原始感覚の交流を励起し、身体と精神の健康に密接にかかわることに古代中国人は気づいていたのです。

榕堂は、吉益東洞らと並ぶ古方派の代表的な名医です。その彼が、古くから大切にされてきたけれどもどこか怪しげな健康法やセックス医学は、今後いっさい相手にしないと決別を宣言したのです。

東洞や榕堂にとって「医法」とは、毒によって引き起こされた病気から人々の命を救うことです。健康を保って病気を防ぐ養生術や、快楽を得て人生の質を高めるセックス医学は、毒が関係しないので関心の外だったのでしょう。しかも大自然からエネルギーを取り入れるであるとか、男女のあいだで原始感覚を交流させるなどということは、具体的・客観的に確かめることができない怪しげなことであるので、古方派医学の認めるところではないのです。

私は健康法やセックス医学を排除した榕堂の一言は、日本の医学における大きな変化を象徴していると思います。それは〝見えない〟世界に対処する「作法」から、〝見える〟部分への働きかけである「方法」へと医学のウェイトを移すという変化です。

古方派は、体内の毒をどのように排除して病気を治すか、その方法を主に研究しました。当然、古方派の関心は、生命や心身といった「全体的」なものから、毒を受けた部分がどうなるか、どこからどうやって排除するかというような「局部的」なトピックに移っていくことになります。この「作法から方法へ」「全体から局部へ」という流れこそが、医学における近代化・科学化の重要な契機であると私は考えています。

西洋医学でも古代ギリシャの昔、ヒポクラテスの時代の医学は、東洋医学の五臓論にも似た四体液説が提唱されました。からだの各部分に現れた症状は、からだ全体のバランスの乱れから生じると考えられ、「すべての症状を見逃すな」と言われていたといいます。

これは単に「疾患に特徴的な症候を見落とすな」という狭い意味ではなく、患部とは遠く離れていて、患者が気にしていないような症状でも、「全体のバランスの乱れ」を読み解くヒントがあるかもしれない、という意味も含んでいるのだろうと思います。漢方の切診で、目の症状なのにおなかを診るという話をしましたが、これをヒポクラテス流に言うなら「おなかも見逃すな」ということになります。

局在論への大転換

それが変わってくるのは一九世紀の初め、フランスの病理医、ビシャが『一般解剖学』を著してからのことです。彼はパリの病院で六〇〇例以上の解剖を行い、「われわれ人間のからだの組織には各々に特有の性質があり、それぞれ組織特有の病変を現す」という局在論を主張して四体液説を否定しました。それが、ウィルヒョウの細胞生物学や、コッホ、パスツールの微生物学につながっていきます。

ここまでのことを踏まえると、「神仙房中の如きは医法にあらず」という言葉は、神仙房中が局在論で扱えない領域であることを意味しているようにも読み取れます。たとえばセックスに局在論を安易に持ち込んでしまうと、性器の大きさや性交の時間や回数といった指標にのみ関心が払われるようになります。私などは「そういうことが性の本質なのだろうか?」と首を傾げたくなってしまいます。やはり増永の言うように、原始感覚の交流こそが房中術の本質であり、これは局在論のような判別性感覚を働かせる方法論で扱うことはできません。

神仙つまり手技療法に関してもそうです。気功術や指圧の治療家に被験者になってもらって、手からどんな「気」やパワーが出ているのかを科学的に研究しておられる方もいます。「気」の存在を科学的にたしかめるというのはそれはそれで意義ある研究ですが、原始感覚の交流という視点で考えると、それらの研究は本質を評価しているとはいいがたいと思います。

セックスにしても指圧や手技療法にしても、他人から触れられるという体験は、好きな人から触れられれば快であり、イヤな人から触れられると不快となります。望ましい原始感覚の交流が起こるには、触れる／触れられる側の相互の関係性が重要なファクターになります。相互の関係性は手だけを見ていても分からない、つまり局在論では扱えないのです（さらにもう一つ、局在論では扱えない事柄があります。それは「死」です）。

さて、「異性の一人でも口説けなければロクな医者になれんよ」と、ある指導医が私にささやいたことがありました。医療職はもともと水商売に近いところがあると思います。哲学者の鷲田清一氏は、歓楽街のホストやホステス、それからホテルで働く人々、さらにはホスピタルの医療職を総称して「ホス業」と名付けていました。人と感情を通い合わせるのが仕事の一環だというのが、ホス業に共通する特徴です。

しかし感情を通い合わせるといっても、なにか特別な魔法が存在するわけではありません。ホストやホステス、そしてホテル業界の人々には、言葉づかいやお辞儀の仕方といった、非常に具体的な指示が並んでいるマニュアルが用意されています。これが他人と関係を築いていくうえで「作法」として機能していきます。

　それと同じように東洋医学において四診も、元はといえば他人同士から始まった術者と患者の関係を、原始感覚を通い合わせるまでに高めていくための、お作法のように機能しているのではないかと私は考えます。特に増永の実践していた医療は、四診の作法的側面を、非常に強く意識していたように思えます。

9「方法」の医療と「作法」の医療

「優しい先生」の秘密

私は漢方を勉強するようになってから、患者さんや、診察を見ている看護師から「先生は優しいですね」と言われることが多くなったように感じています。漢方の診察では、脈を診たり、おなかを触ったり、とにかく患者に触れる機会が多いからではないかと思います。

ネット掲示板の書き込みで、私の師匠である花輪先生について「先生は、きちんとすべての患者さんのおなかを触っている」と評価されている内容を目にしました。人は、きちんと触ってくれる人のことを「優しい」と感じるようです。

以前、顔判別センサーを使って、人と視線を合わせるような仕組みを持ったロボットの実験というのを見ました。ロボットは機械的にセンサーに入った画像情報に反応しているにすぎないのに、そのロボットと対面した被検者のほとんどは、ロボットが「こころ」を持っているように感じたのです。それと同じで、「触れる」ということを医師はなにげなく（ときにはイライラしながらも）やっているのですが、患者側には優しさとして伝わるのかもしれません。

たしかに額に手を当ててるのと体温計を脇の下に突っ込むのでは、正確さでは体温計のほうがはるかに上ですが、「額に手を当てる動作」自体に何らかのメッセージ性があります。漢方の診察を実践することにより私の心が優しくなったのではなく、「作法」が優しさを患者に感じさせたのだろうと思っています。

作法の重要性は西洋医学ではあまり触れられることがありません。しかし患者に「思いやり」「敬意」「優しさ」などを示し、信頼を得ることの重要性は強調されています。この「信頼を得る」までの道のりが、一見たわいもない作法の集積であることは、見落とされがちなのではないかと思います。

実は「患者に優しくしなさい」ということは、東洋医学の教科書では意外に言及されておらず、むしろ西洋医学の教科書のほうが口やかましいぐらいです。それは東洋医学の作法が、すでにして人に優しさを伝えるトレーニングになっているからなのかもしれません。

知っていることしか聞けないROS

触診（東洋医学的には「切診」でした）を例にとりましたが、問診でもそうです。漢方の問診では、たとえば目が悪いという主訴の患者にも便通や生理のことを尋ねます。これは西洋医学のROS（review of systems）とは発想がまったく異なっています。

ROSとは、全身の症状を呼吸器系・消化器系・循環器系・筋骨格系というように順番に尋ねていき、主訴以外に埋もれている症状がないかを漏らさぬようにチェックする問診手法のことです。目が悪いという主訴の患者が来たらあくまで目の症状を中心に聞いて、目に影響を及ぼす全身病がないかどうか、見落としを防ぐためにいちおう全部の症状を「聞いておく」というのがROSです。

これに対して漢方では、目という局所に現れた症状も、全身の体調のバランスの乱れから来ていると考えます。したがって便通や生理の情報が処方に反映されることはしばしばですし、「月経困難だから、目の病気も瘀血（血行不良）から来るのだろう」というふうに、一見、主訴と無関係な症状が処方の決め手になることすらあります。

このような聞き方を繰り返していると、患者のほうから、こちらが思ってもみなかったことを打ち明けられることもあります。「目が悪い」という主訴で、瘀血を改善する薬を出したら「よく眠れるようになりました」と言われ、実は不眠が最大のプロブレムであった……などというパターンをしばしば経験するようになりました。

増永は「人間は見える存在であるとともに，見えない世界によって支えられている」と言っていますが，漢方診療を始めてからというもの，その言葉の意味を実感する瞬間が多くなりました。身体的な主訴でやってきたはずなのに，いつのまにか介護疲れであるとか，配偶者の病気の相談をされ，それがいちばんのプロブレムだったということも少なくありません。

そうなると，西洋医学式のROSをていねいに行ったところで，実は患者のことはほんの少ししか分からないのかもしれません。ではROSに心理社会的側面をこまごまと尋ねる項目を追加したらどうなるでしょう。時間がかかりすぎて効率が悪いうえに，先ほど述べたように，しばしば患者はこちらが予想もしない事情を抱えているものです。予想もしないことはROSで尋ねることすらできません。さらには患者自身が気づいていないこと，隠していることもあるのですから。

見えない部分をどうやって見るか

もし患者の病気にかかわるファクターのすべてがROSで明らかになるなら，そこから病気の原因を分析し，介入の方針を立て，結果を評価し，さらに次の介入にフィードバックさせる試行錯誤を繰り返せばいいでしょう。

しかし「治療者には見ることのできない部分が多い」と考えるならば，原因を分析したり，介入の方針を立てたり，評価するという「方法」の有効性は疑わしくなります。それは〝見える〟範囲でのみ有効であり、〝見えない〞部分に重大な問題を抱えている患者に接する場合、それを誠実に運用しようとすればするほど手詰まり感が強く感じられ、フラストレーションがたまります。

「これだけ頑張ってやっているのに、なぜよくならないのか！」と一人相撲的に怒りをためて、それを患者にぶつけてしまえば、それまで築いてきた関係が切れてしまうでしょう。患者にとっても頼りにしていた治療者を失うことになり、できれば避けたい結末です。

患者も生き物ですから、どんなに膠着状態のように見えても少しずつ変わっていきます。ひょっとすると解決のタイミングが訪れるかもしれません。そのときまで関係を切らずに、患者と接していくにはどうすればいいのか？

その答えが「作法」ではないかと私は思うのです。

作法に目的はない

茶道を連想してもらうと分かるように、作法は具体的な行動や所作の指示で成り立っています。

茶道やお茶会というものは本来、参加者に「もてなしの心」を表現し、ホスピタリティを提供することを目的としているのかもしれませんが、作法のレベルは違います。「感謝してお茶をいただきなさい」とか「心を込めて進物を渡しなさい」といったような観念的なものではなく、ただ単に「茶碗を右へ三度回す」とか「袱紗(ふくさ)はこうしてたたむ」といったように、非常に具体的な指示で構成されています。

その指示は詳細かつ細部に及んでいて、すべてを正確に記憶して遵守するのは至難の業です。だからお師匠さんに就いて、何度も何度も茶会を催してお稽古しなければなりません。

作法があまりにも細部に入り込みすぎていて、「本当にそれがホスピタリティにつながっているのだろうか」と首をかしげたくなるようなこともあります。お茶碗は左へ回そうが右へ回そうが、参加者に与える心理的影響はたいして変わらないのではないか? たしかにそうかもしれません。ここが「作法の思考」と「方法の思考」の大きな違いだと思います。

方法の思考だと、ホスピタリティの目的につながらないものであればすぐに放棄されます。方法の専門家ならば、茶碗を右に回したときと左に回したときで心理的影響がどのように違うのかをスコア化して評価しようとするかもしれません。それほどに方法というものは目的を強く志向しており、目に見える結果を求めます。

一方で作法は、目的をそれほど強く意識してはいません。茶道を学んでいる人は何度も何度も同じような所作を練習しているので、作法自体が自己目的化しているようにも思えます。なぜこのような所作をするのかと質問すると、「次の所作にスムーズに結びつくから」といった答えが返ってくることもあります。「ホスピタリティ」「もてなしの心」という目的を大上段に持ち出して科学的に検証する、といったことを経て決まったものではないようです。

にもかかわらず、参加者がそれぞれ精いっぱいに作法を守って催されるお茶会は見事にホスピタリティが実現され、われわれを惹きつけてやみません。こまごまとした作法のルールが、全体とし

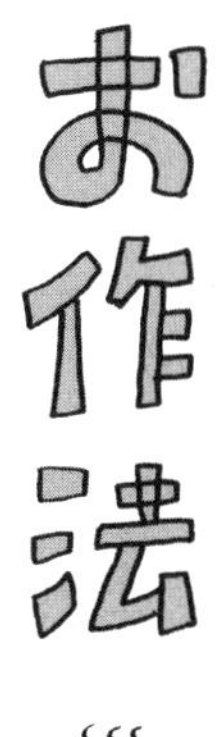
お作法

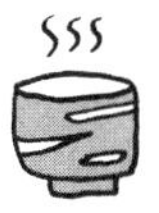

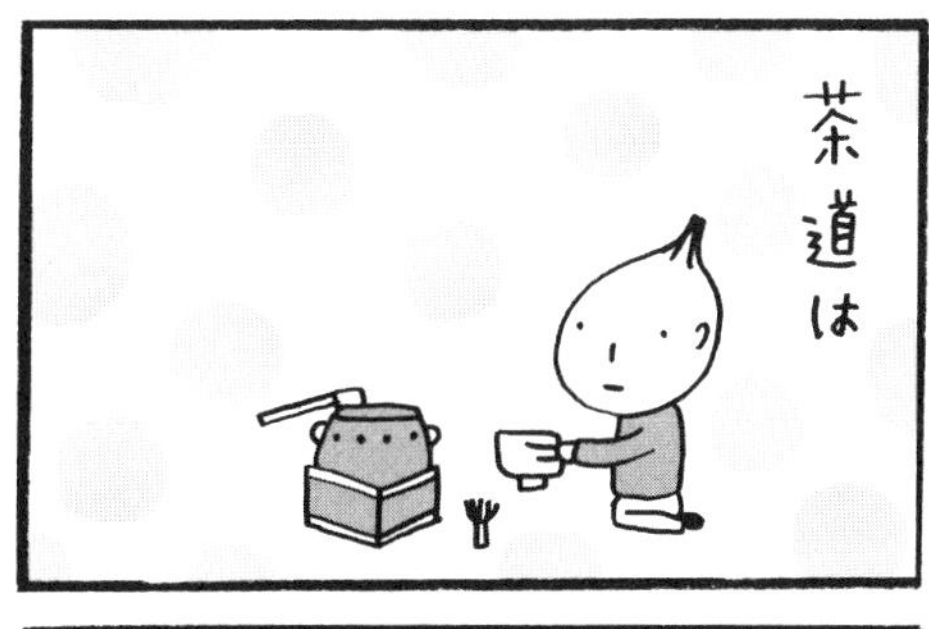
茶道は

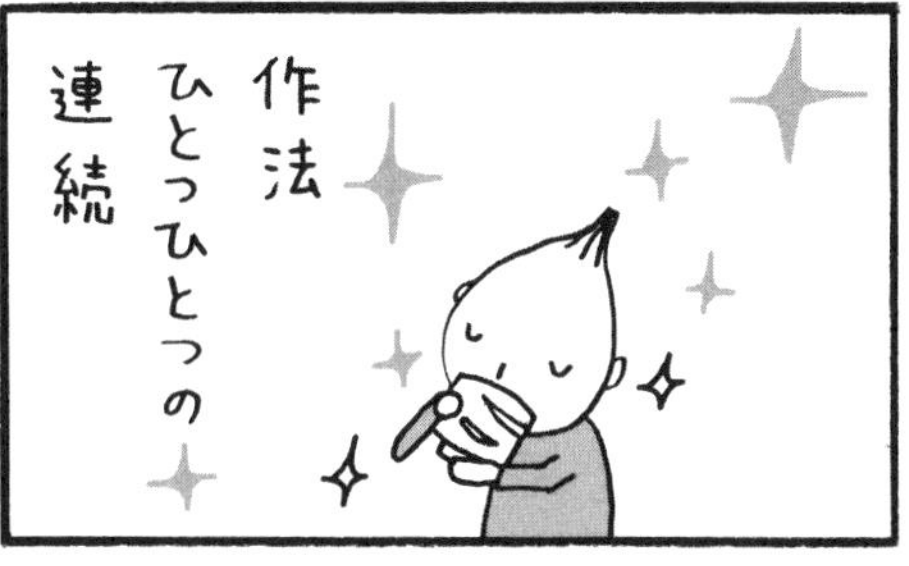
作法
ひとつひとつの
連続

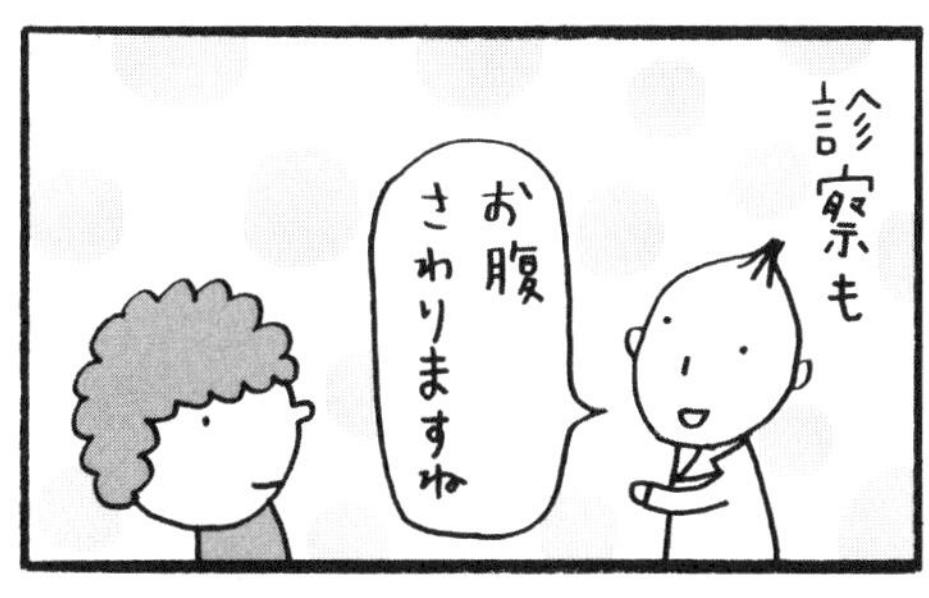
診察も
お腹
さわりますね

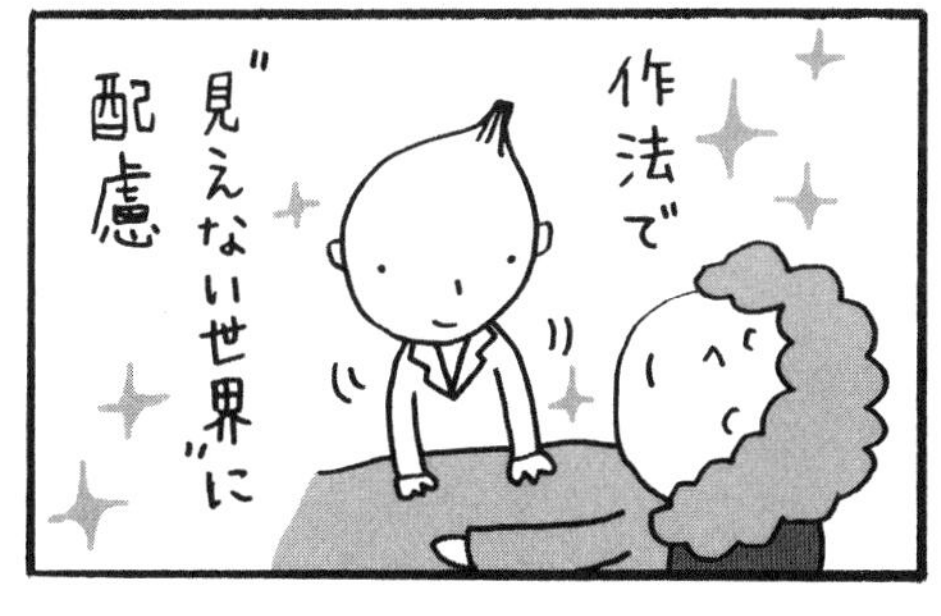
作法で
"見えない世界"に
配慮

て「もてなしの心」を表現するのです。

茶道の作法は戦国時代に成立したものですが、その後の太平の江戸期を築くために何がしかの力を持ったはずです。私は、長引く戦乱で傷ついた兵士や庶民にとって、茶道は一種の精神療法として機能したのではないかとさえ思っています。

作法の達人はなぜ謙虚なのか

作法は一見、単純でわかりやすく、素人でも初心者でも簡単に真似ができそうです。お茶事を例にとれば、袱紗のたたみ方や茶碗の回し方は一つひとつを習えば真似ができますし、「なんだ、その程度のことか」と思われるかもしれません。作法というものがお茶事の一連の中で滞りなく、美しく、さりげなく実現されるには、実は大変なエネルギーを必要とするのですが、その大変さはまったくの初心者には意識されないからです。

作法は習熟すれば習熟するほどに、細かい差異や機微(きび)が感じられるようになるためか、自分に要求する水準がどんどん上がっていくもののようです。最初は決められた手順を覚えるだけで精いっぱいであったものが、上級者になると、季節や、天候の変化や、来客のメンバーなどによって、掛け軸を選んだり、生け花を替えてみたりと、微妙に工夫がなされます。それが狙い通りにいかないこともあれば、予想もしないような効果を生んだりすることもあり、よりいっそう作法の奥深さが実感されることになります。

そして予測が困難な世界である以上、どんなにお稽古を積んでも一つや二つ反省点が出てくることもあるでしょう。それをいつも次に生かそうと努力するのが、作法を極める達人の後ろ姿です。

それほどまでに厳しく難しい作法の世界ですが、茶道の宗匠と私のような素人が同席しても、あからさまなプレッシャーを掛けられるわけではありません。もちろん、長年にわたり茶道で研鑽を積んでおられる方には独特の佇(たたず)まいがあって、私も襟を正して背筋がピンと伸びる思いがするのですが、宗匠は基本的には歓待の姿勢です。「茶の湯の世界にようこそ。一緒に作法を学んでいきましょう」ということを態度で示されるわけです。そのようなお茶会には、一種のすがすがしさが漂います。

ですから、「俺はこれだけ完璧に袱紗をたためるんだから、この心を分かれよ！」とか「茶の心を理解できない不作法者のせいで今日の茶会はブチ壊しだ！」などと言う茶道の宗匠はいるはずがありません。「作法の達人」は、達人であるにもかかわらず、まるで素人であるかのように謙虚です。先にも述べたように、予測のしようもない状況に委ねることが多いと、謙虚にならざるをえないのでしょう。

方法の達人は傲慢不遜？

このような作法の世界とは対照的に、「方法」というものは、それが巧みなものであればあるほど、結果が鮮やかなものであればあるほど、一見して「これはとても素人にはできない！ すごい！」という感想を見ている者に抱かせます。天才外科医のメスさばきや素早い縫合を見て、「これなら自分にもできそうだ」と思う人はまずいないでしょう。

作法の世界は、非常に奥深いものでありつつ初心者に開かれているのに比べ、方法の世界は初心者にとって敷居の高いものであり、なおかつ技術的な高みを目指しつづけます。たとえば、ブラック・ジャックのような天才外科医はtry and errorを積み重ね、方法を洗練させて、成功率を一〇〇パーセントに近づけようとします。「作法の達人」が驚くほど謙虚なのとは対照的に、「方法の達人」が傲慢不遜に見えてしまうのも仕方ないのかもしれません。

ただしもう一度繰り返しますが、「方法」が有効なのは、現在の状況とそれに至った原因、必要とされる介入、予測される結果、これらが明らかな場合のみです。患者のまわりで何が起きているのかが把握できず、どうしてこうなったのかも不明な状況では、それらは無効となってしまいます。「方法の達人」がみな傲慢であるかのように書いてしまいましたが、私が実際に出会った手術の達人たちは、意外に謙虚な人ばかりでした。おそらく先の見えない状況の中で、困難な状況をなんとか切り抜けて手術を成功させたという経験が何度もあったのだろうと想像します。「私、失敗しませんから！」などと言い出す外科医は、予測不可能な状況に陥ることのない簡単な手術しかしたことがないか、フィクションの中にしか存在しない「達人」なのです。

方法とは作法から夾雑物を引いたもの

精神科医の中井久夫先生が「ダメもと医学のすすめ」を提唱しておられます。「侵襲性がなく、患者をよくすることにつながりそうなことは何でもやってみる」ということです。たとえば、新しく入院してくる患者には最初に握手を交わして病室に迎え入れるとか、鎮静を目的とする注射をするときは、どんなに患者の意識が混濁した状態であっても必ずひと通り説明をしてから注射する、というようなことです。

ここにはブラック・ジャックのような、「方法」の鮮やかさはありません。一つひとつは「そんなことか」というようなことですが、こまごまとしたことをやり尽して、そして患者が少しずつよくなってくるというわけです。目的を強く指向せず、すぐに目に見える結果を期待しないままにコツコツ実践し、その積み重ねによって、結果としてある種のホスピタリティが表出されてくる。この点でダメもと医学は、治療的効果を持った一種の作法体系であると考えることができます。

無駄と思える部分こそ大事ということになると、「作法」は漢方薬にも少し似ている気がします。

今から半世紀以上前の話になります。当時は高血圧に有効な薬がほとんどなく、レセルピンという薬が唯一の降圧剤でした。レセルピンはインド蛇木（じゃぼく）という生薬から一九五二年に抽出され、製品化されました。現在ではインド蛇木は絶滅危惧種に指定され、生薬として使うことはできませんが、当時はよく血圧の下がると評判の生薬だったそうです。

ところがこのレセルピンは、現在ではほとんど使われません。理由は、絶滅危惧種を材料としているということだけではありません。レセルピンには重いうつ症状を引き起こすという欠点があったからです。インド蛇木自体にはそういった副作用がなかったので、どうもレセルピン以外の〝不純物〟にうつ症状を予防する作用があったのではないかと考えられています。

このように、生薬には多種類の生理活性物質があり、生薬をブレンドした漢方薬にはさらに多種類の成分が含まれます。明らかに有効と思われる成分もあれば、どんな効きめがあるのか、本当に必要なのかよくわからない成分もたくさんあります。それらが全体として効いてくるわけです。

一方で、単一成分を単離する西洋医薬は、まさしく「方法」の産物です。「作法から目的に直接結びつかない部分を排除し、生薬から夾雑物を取り除くようにして単離されたものが方法である」といえるのかもしれません。

「方法」は、try and errorで洗練を加えれば加えるほど強力なものになっていきます。それは生薬から単離した成分の純度を高めれば高めるほど作用が強烈になるのと似ています。その反面、副作用も強くなっていきます。「方法」は人間存在の〝見える〟部分にのみ作用するものですから、そもそも偏りを持った介入です。その介入が強烈さを増せば当然歪みを生じます。したがって、副作用がつきものだということになります。

もちろん、問題が見える部分にあるのなら非常に有効ですから、私は「方法」を放棄すべきであるという立場を採りません。医療の話に戻すと、ＣＴではっきりと写っている腫瘍であるとか、培養検査で明確に確かめられた感染症に対しては、確かな方法にのっとった治療がなされるべきです。化学物質は毒だからとか、天然物は安全だという安易な理由で、西洋医学的「方法」が棄却されるべきではありません。

しかし増永の指摘する通り、人間は見えない世界によって支えられている存在であり、それは見える部分よりもずっと大きなウェイトを占めています。見えない世界に配慮せざるをえないケースでは、「作法」で患者とつきあうよりほかないのではないかと私は思います。

10 見えない世界の治療論
――諦める・振り回される・祈る

家族に見捨てられ……

私が研修医のとき、ある六〇歳代の脳梗塞の患者を受け持ちました。かなりの大酒飲みで、肥満していて、生活は荒んでいる様子でした。左手足の麻痺が残り、仕事を辞めざるをえない状況となりました。小さな会社を経営しており、身元引受人は会社の部下でした。

患者にリハビリ病院への転院を勧め、その準備にとりかかったある日のこと、電話をかけたいと言い出しました。十数年前から連絡をとっていなかった家族と話したいというのです。私は家族の事情をあまり把握しないまま、ナースステーションの電話機まで案内しました。

患者は話しはじめたのですが、ほどなく険悪な雰囲気となり、私に電話を代わるよう言いました。私が電話をとると、患者の息子を名乗る男性は「父とは縁を切ったので、もう電話をかけないように言ってほしい」と言い放ちました。

患者は病気のためか、もともとなのか、口数の少ない人でしたが、この電話の一件があってから、さらに寡黙になってしまいました。やがて転院が決まり会社の部下とともに病院を後にされましたが、ほどなくして転院先から死亡の通知が届きました。

この患者の何を治療すべきだったのでしょうか?

医療は、この患者のために、どういうことが成しうるのでしょうか?

私は、自分の立てた方針や手続きは本当にこれでよかったのだろうかと、しばらく考え込んでしまいました。ふつう悪性腫瘍などで完治の見通しが厳しくなると、積極的な治療よりも苦痛を取る治療を優先させて、穏やかな最期の日々を送り家族に看取られて安らかな死を迎える、というストーリーを目指します。しかし私が担当したこの患者の場合、そんなストーリーとはさまざまな点で異なっていました。

まず患者の病気は脳梗塞です。治療の手立てがなく、死に瀕している状態とは考えられませんでした。次に、家族の協力がまったく得られませんでした。得られないどころか、家族からは恨みの言葉を吐かれてしまいました。そして，患者にとってよい最期を迎えられたとはいえない結末でした。

さまざまな統計で，家族に先立たれ孤立した男性は，余命が非常に短くなることが知られています（夫に先立たれた女性がそうでないことは興味深いですが）。この患者も，家族との復縁の望みを絶たれ生きていく意志を失っていたので，悪性腫瘍と同じぐらい予後の悪い「死に瀕したケース」ととらえるべきだったのかもしれません。

病気の意味を考える（1）――局所を離れる

現代医学の一般常識である局在論で考えれば，脳梗塞の原因は脳の血管に血の固まりができることであり，数時間以内に血の固まりを溶かす治療を行えば後遺症を残さずに治すことができる，ということになるでしょう。しかし果たしてこれで，原因を説明し尽くしているでしょうか。

この患者は，ふだんは健康に気を配らず，大酒呑みで，人情家の部下にすがりながらようやく会社を支えていた経営者です。自己管理はきちんとできず，たとえば酒を飲んで暴力を振るうだとか，他所に女をつくって金をつぎ込むとか，家族にも見捨てられるようなことを過去にしでかしたのかもしれません。多量飲酒や肥満，不規則な生活やストレスは，すべて脳梗塞のリスクです。

もしそうなら，血の固まりをうまく溶かせても，患者が過去の生き方と決別しないかぎり，また脳梗塞を繰り返すことになるか、他の病気になってしまう可能性が大です。このケースから私は、現代医学的な局在論の枠組みだけでは、本当の解決が導き出せないことも多いのではないかと思うようになりました。

そんなことを考えていた私に、局在論を抜け出すきっかけを与えたのは、やはりかの増永静人でした。彼は、次のように述べています。

病気を単なる現象としてとらえ、人間にとって不都合で不利益だからこれを一刻も早く取り除くことが必要だ、という科学的な医療の立場からだけでは、病気の意味は決して解決されないだろう。（増永静人『経絡指圧 治療百話』〔以下『治療百話』と略〕医王会指圧研究所、一五三頁）

脳梗塞は脳の血管が詰まることが原因だ、というのは病気を現象レベルでとらえた説明です。それに対し増永は、病気の原因ではなく病気の意味を考えるべきだと言うのです。

では、病気の意味を考えるには、いったいどうしたらよいのでしょうか？

それには、病気を現象レベルではなく、違ったレイヤーから病気にかかわる要素を考えることが必要です。一見、遠く離れていて、直接の影響を及ぼしていないように思えるものも考えに入れるということです。

たとえば、脳の病気には、内臓だったり、手足だったり、脳から遠く隔たったからだの部分の異常がかかわっているかもしれないと考えてみること、これは病気の意味を考えるうえで最初のステップになります。

局部を支えている全身が、その局部と無関係でいられるだろうか。局部に全身の原因を持ってきて、局部を治療して全身を治す。これはどうしても局部に無理を強いることになる。むしろ局部を全身に任せる。局部の症状も全体の責任で処理する。この方が自然だ。(『治療百話』九一―九二頁)

実はこのような考え方が、「経絡(けいらく)」と呼ばれる鍼灸医学の基本概念を支えています。

経絡とは、「気」のエネルギーの通路のことです。経絡を使うと、肩がこっているとき肩にまったく触れず、指先の経穴に置鍼したり、足の裏を指圧したりして治療することができます。「そんな関係のないところに鍼灸をして効くのか?」と怪しまれることも多いのですが、全身に張りめぐらされている経路を介して局所と全身がつながっているので、患部から遠く隔たったところでも治療の対象になるわけです。

増永は、「肩に触れなくとも治療ができる」というところからさらに一歩踏み込んで、「できることなら肩に触れないで治療するほうがよい」と主張しています。

私はリウマチ科の専門なので関節に注射をすることが多いのですが、痛い関節にさらに痛い注射をするものですから、「かわいそうなことをしているかもしれないなあ」と思わないこともありません。そういうときは「痛いところに薬が入るのだから効くのですよ」と説明すれば、ほとんどの患者は納得するのですが、たしかに増永の言う通り、痛いところにいっさい触れないで治療できればベストです。局在論的な病因追究からズームアウトして、全身とのつながりで病気をとらえることは、治療の質を実際に向上させうる考え方なのです。

病気の意味を考える(2)——患者を離れる

病気の意味を考える第二のステップ、それは、患部はおろか、患者自身の身体も離れ、患者と外部の関係を考えることです。具体的には患者と身の回りの人たちの人間関係、特に家族に関することです。

病気は症状がある部分が悪いと思われがちだが、むしろ症状は生体に病的な状態に陥ったという危険を知らせているのであり、家庭の病人でいうと、その人が悪いように見えるが、実は家庭の異常な歪みを気づかせるための犠牲者なのだ。(『治療百話』一六七頁)

増永の治療録をみると、実にたくさんの家族の描写にあふれています。

心臓弁膜症の若い奥さんの治療では、「この病気はヒビの入った茶碗と一緒だから、一生大事に使わないといけませんと医者に言われているのですよ」と、大事な嫁をいかにもかばうふうに話すお姑さんがいるのですが、このお姑さんは「お産のとき以外は一度も床に就いたことがないんですよ」という、何ともかくしゃくとしたお婆さんでした。

増永は「こんなお姑さんのもとでは、どんなに一生懸命働いたところで到底十分とは見てもらえまい、〝心臓に穴があいている〟というような言い訳でもしなければ、嫁としてとても一緒に暮らせまい」と考えるのです。若奥さんは、指圧のおかげか少し体調がよくなりました。増永は「善意だけでは何か窮屈だったこの家族が、難病が少しずつよくなるという感謝でどことなく明るくなったようだった」と締めくくっています。

もう一つ例を挙げましょう。

肺結核の若い新婚の女性が実家で療養中でした。だいぶ元気になり、夫のもとへ戻ったかと思うと、喀血したり高熱を出したりしてまた実家へ逆戻りしていました。増永はなぜ病気がなかなかよくならないのかと不思議がっていましたが、結婚一年足らずの夫は、他に好きな女性がいたにもかかわらず父親の意向で無理にこの女性と結婚させられていたことを知ります。そのため夫は、結婚式の夜から外泊するありさまでした。

「間に立った嫁は、そんな仕打ちを受けても昔風にひたすら仕える人柄だから不満のやり場もなく、病気になる以外に実家に帰る方法がなかったのであろう」

この女性は数年後不幸にして死亡しました。

犯人探しではない

こうした治療録を読んで分かるのは、増永は決して「犯人探し」をしようとしているわけではないことです。いま挙げた前者の例は、働き者で人のよいお姑さんのせいで心臓弁膜症になったと言っているのでは決してないですし、後者の例でも、望まぬ結婚を押しつけられた夫もある意味、被害者です。

そもそも犯人探しということ自体が、全体をバラバラの部分に分解して異常な部分を探すという「科学」の発想です。診断の難しい症例を名医が鮮やかに診断していく様子はしばしば推理小説にたとえられますし、シャーロック・ホームズのモデルは、著者コナン＝ドイルが医学生だったときの指導教官だといわれますが、西洋医学の診断学の本質は犯人探しであるといえるでしょう。

それに対し増永は、悪い犯人が善良な被害者を一方的に病に陥らせているというような一義的な考え方を採用しません。犯人にも言い分があって、理屈が通っている場合もあるでしょう。また被害者は「害を被る」だけの、されるがままの存在ではなく、被害者である以上に隠然たる犯人であることもあるでしょう。

前章で取り上げた脳梗塞の患者も、単に家族に捨てられた、かわいそうな被害者なのではなく、そのような結果になったのは患者にも原因があったのではないか、家族と疎遠になったことと、脳梗塞になったことにも何か関連があったのではないか。そう私は考えてみたわけです。

また、「患者」として紹介されてくる本人より、連れてきた家族のほうが顔色が悪かったり、あるいは経済的に困窮していて助けを必要としているということがあります。そういうときは患者を治療するだけでは駄目で、家族にも何らかのケアが必要です。ときには、患者を入院させたり施設に移して家族と患者を一時的に引き離すだけで、何の薬を使わなくても患者・家族ともに元気になることもあります（これを「社会的入院」と呼んで目の敵にする行政の関係者もいますが、薬や手術だけが治療という考え方を採るならば、「社会的入院」は非合理的医療としか考えられないでしょうね）。

とにかく、病は局部ではなく全身の歪み、さらに患者の置かれた人間関係全体の歪みを表象しているというのが増永の東洋医学的な疾病観です。

「臨床の神様」に試される

では、犯人探しをしないで、治療者は何をすればいいのでしょうか。

病は患者個人にあるのではなく、患者と周囲との人間関係からくると述べてきました。患者ばかりを見ていても分からないとすれば、病はいわば、隠された見えない状態にあるわけです。そして前章でも述べたように、人と人のあいだに交流する見えないものが病に関係しますから、病の解決法もまた目に見えません。

前例のない事態で、皆目よい解決策やアイデアが浮かんでこない。推奨される治療をやってみたもののまったく効果が出ず、逆に予想もしない副作用が出る。さらに、極めてまれなしかも不運な合併症が畳みかけるように起こる。なぜこんなことに苦しめられなければならないのか。自分がこんな事態を招いたはずはない。

――きっと「臨床の神様」みたいなのがいて、われわれを試しているのだ!

こう考えて、自分を納得させようとした経験があるのはきっと私だけではないはずです。増永もまた、「臨床の神様」に試練を与えられ頭を抱えていたのではないでしょうか。

病気の意味を考える(3)――因果を離れる

たしかに増永は四診を行って、患者自身も気づいていなかったようなからだの異常を指摘し、指圧で驚くべき効果をあげていました。しかしそれは、彼が「治療の天才」だからとか、「神の手」が外部的に介入して魔法のような治療を実現したということではありません。

増永の不思議な、読みようによっては怪しげな治療録を見ると、彼が超人的な直観力を持って、隠された「病気の意味」を読み解いているようにも思えますが、よく読んでみると実際は逆です。なぜ自分はこのような患者さんに出会い、治療を担当することになったのか、増永はその意味を問うことに巻き込まれていくのです。

増永はあるとき、はるばるアメリカから渡ってきた半身不随の患者の診療を依頼されました。そのとき、次のような弱音とも聞こえる一言を漏らしています。

経過がはかばかしくないという人を、私はどう治療したらよいのか、いや、どういう病人を私に診せようと神様は考えておられるのだろうか。（『治療百話』五一頁）

時系列で考えると病気をしたから患者は治療者に出会うわけですが、病気を「臨床の神様」の仕業と考えると、治療者と出会うために患者は病気になった、ということになります。これでは因果関係が逆なうえに、病気が、患者ではなく治療者に意味をもたらすことになってしまいます。

このように、因果関係というものから時には離れて、「治療する／される関係が実は逆になっているのではないか」と考えてみることこそ、病気の意味を考える第三のステップにあたるのではないかと私は思います。

増永の治療スタンスは、患者の置かれている状況を第三者的に分析して、神のごとく見下ろし、外部から介入していくことでは決してありません。むしろそれを諦めたところに広がる「作法」の世界にいるように私には思えます。患者と同じ平面に立って、患者とともに悩む者として、患者の一部になっていこうとする立場であり、「臨床の神様」によって試される側に立たされているのです。

ひょっとしたら「臨床の神様」は、形式的な診療行為が本質ではないことを、医療者たちに思い知らせるために、ときどきお出ましになるのかもしれません。一年目の研修医も同然の心細い目に遭わせ、無力感に苛んでは、「お前たちのやっている診断・治療とやらは、ほんのちっぽけな見える世界の範囲に過ぎぬ……つけ上がるなよ」と戒めるのです。

実際、私が出会った少なからぬベテラン臨床家たちが「経験を積めば積むほど、自分はより臆病になった」と言っています。これはちょうど作法の達人が、その境地を極めれば極めるほど謙虚になっていくのにも似ています。われわれは永遠の素人、万年研修医にすぎないのかもしれません。

プロになることを諦める

増永は、初心者が指導者の監督のもとに治療をするとしばしば驚くほど効果があるのに、プロになったとたん効果があがらなくなることがあることを指摘して、次のようにコメントしています。

プロは圧して治そうとするから我が出やすい。治すのは患者自体であるのに、指圧の技術が治すような錯覚をいつか持ち出すからである。「証をみる」とは、あくまで患者の生命を尊重して、これに従うという態度が大切なのであって、証が当たる、当たらぬが第一義ではない。

（『治療百話』三〇一頁）

どうやら犯人探しをしないという増永の考え方に立つと、今まで自明のものとしていたさまざま

諦めの作法

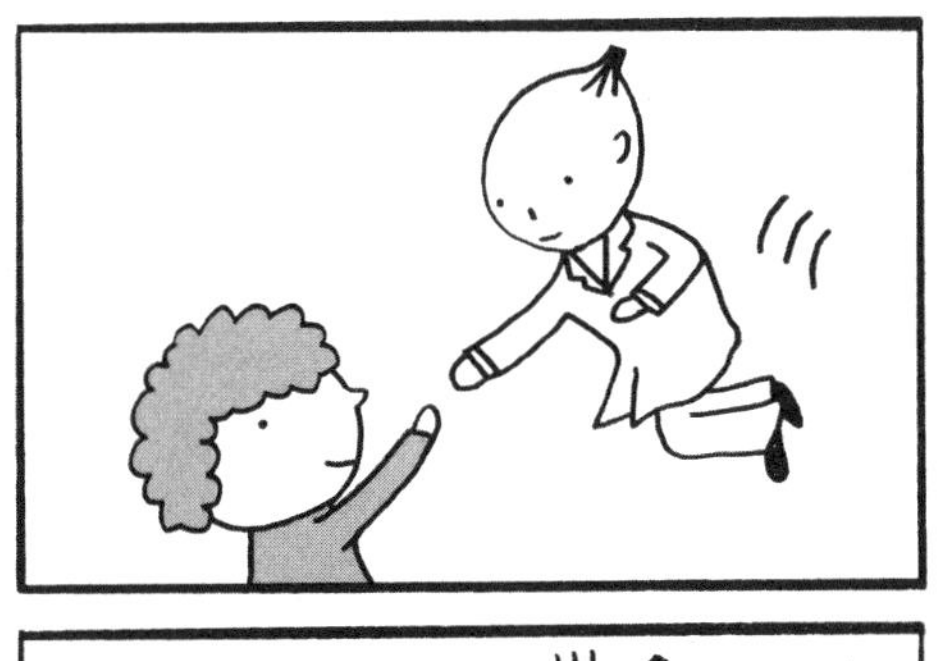

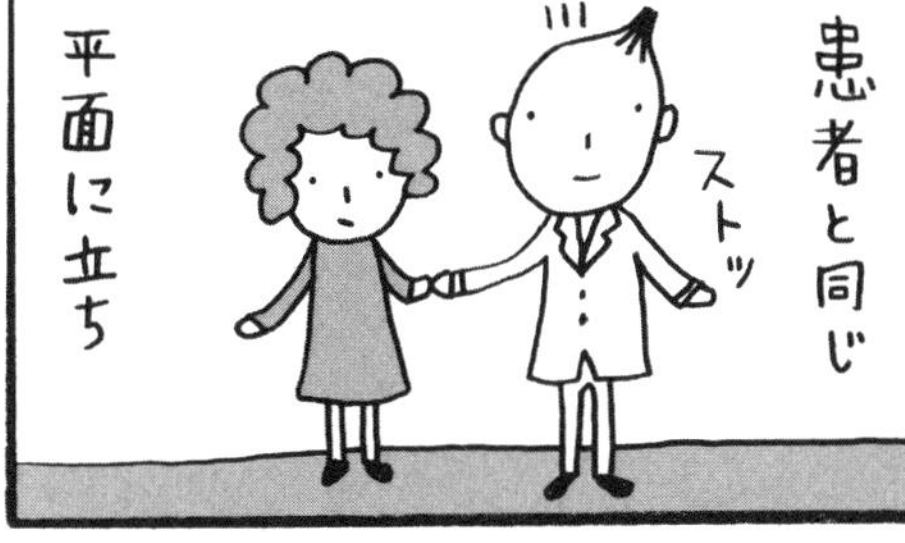
患者と同じ
ストッ
平面に立ち

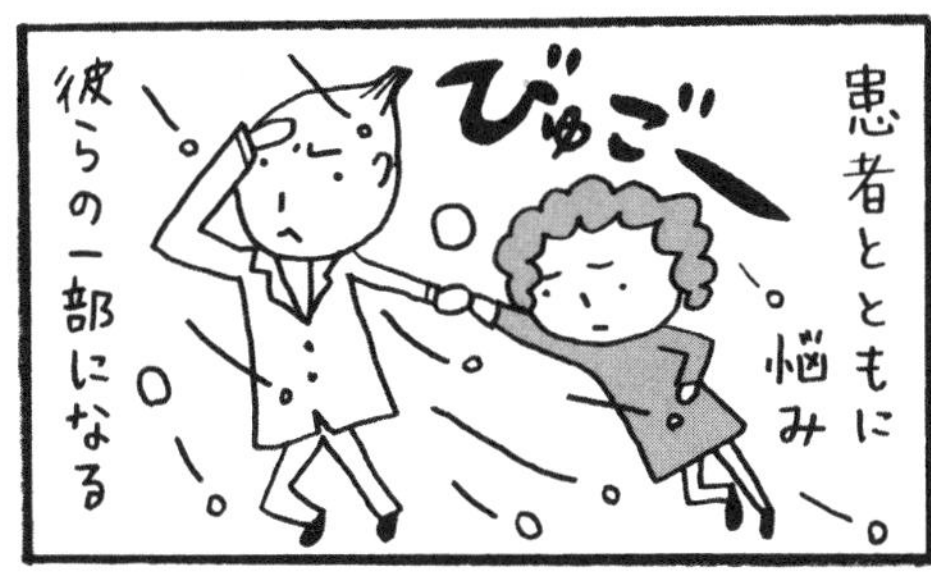
患者とともに悩み
びゅご～
彼らの一部になる

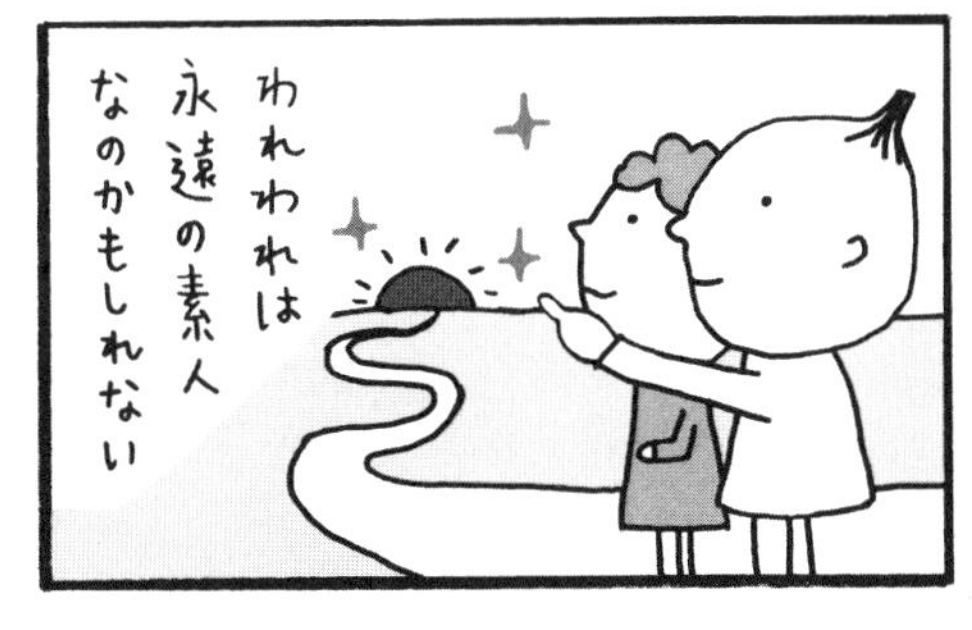
われわれは
永遠の素人
なのかもしれない

なことを放棄したり、断念する必要があるようです。

まず、プロになることは諦めないといけません。プロというのはお金をもらってその対価として一定以上の治療成果をあげるか、患者に満足を与えられる人のことです。患者と同じ目線で、「この先どうなるかわからない」というのであれば対価は約束できません。

したがって、その時点ですでに、治療の「見通し」というものも放棄されてしまっています。たとえ何かを見通せたとしても、それを患者に伝えるかどうかは、「患者が受け入れられるかどうか」「受け入れて、よい結果になるかどうか」によります。西洋医学はインフォームドコンセントの重要性を説き、それだけでお金を取ったりしますが、増永は「見通す」ことや「見立て」の侵襲性についてこう述べています。

自分の判断がいくら正しいと思っても、それを証明するために患者を追及するべきではない。的を射た場合には、かえって患者は黙ってしまう。驚いて殻に閉じこもるときもある。そんなときは時間をかけて、根本から解決するために努力をしているのだという気持ちが相手に伝わるように温かく待つ余裕がほしいものである。(『治療百話』一〇〇―一〇一頁)

能動性を放棄する

プロという立場がないのであれば、指圧の技術も意味を持ちません。技術の巧拙が治療効果を決める最終ファクターではないので、初心者のほうがプロより効果があがるという逆転現象が起きうるのです。

こんなことは外科手術では絶対に考えられません。犯人探しをして、犯人を切除する外科手術は技術の優劣がほとんどすべての世界です。それに対して指圧は特別な器具は要らず、ただ手を当てるだけ、肌を接するだけという非常に原始的な治療法です。原始的であるからこそ、技術が至高のものではなくなるわけです。

私は何度か指圧の講習会に出たことがあるのですが、私が指圧をするといつも上級者に「力が入りすぎている」と叱られます。その上級者は患者に手を当てると「ほら、指がここで止まる」と言い、「ほんの少し体重をかけるだけでよい」とやって見せてくれるのです。

非常に逆説的に聞こえますが、その上級者は私よりもずっとずっと〝初心者的〟なのかもしれません。そして私は、「初心者になることにつまずいている」ということになります。

力や技術をよりどころに、患者に能動的に介入して患者を治そうとするのはプロの思考です。力や技術がなければ患者はよくなるはずがないし、治療ともいえない。だいたい力も技術もなくてよいなら、素人にだって治療できることになってしまう……と多くの人は思い込んでいます。

それに対して「指がここで止まる」という上級者の言葉は、治療者の能動性を放棄しています。技術も力もなく「ただ触れる」というそのことが、結果として治療的効果を生むわけです。

実はこの「能動性の放棄」こそがたいへんに難しく、それこそ一生涯にわたってトレーニングをしないといけないことなんだろうと思います。つまり何かを身に付けるトレーニングではなく、知らないうちに身に付いている何かを放棄するトレーニングです。

増永は、この治療者としての能動性を〝我〟という言葉で表現しました。「我を捨てる」——これこそが、治療者として最も必要な特質であるとしました。

我を捨てて振り回される

「我を捨てる」ことにより、治療者と患者が境界線を挟んで向かい合う構図ではなく、渾然一体となって、一つのコンプレックス＝複合体になることができます。いや、「そうならざるをえない」と言ったほうがいいかもしれません。複合体というとスマートに聞こえますが、実際にこれを実行するとあまり格好のいいものではありません。患者が困れば治療者も困る。患者が狂えば治療者もクレージーになる。ある意味「振り回されている」状態のように見えます。

西洋医学の教科書、特に精神医学系の教科書では、「治療者は平静を保つべきである」「治療者は患者とともに動揺してはならない」と書いてあることが多く、振り回されることの無益さ、害といったものが強調されます。

しかし、振り回されることは、本当にまったく無意味で無駄な骨折りだとしかいえないのでしょうか。

患者は困りごとを抱えているので、「必要は発明の母」のたとえのように、困りごとを解決してくれそうな物や人を探し出して引き寄せる能力が自然とつくでしょう（そういう能力に乏しい人は、残念ながら治療者の前にたどり着くことさえできないのではないかと想像します）。長年にわたり虐待を受けつづけたり、ある種の人格的な偏りを抱えた人は、自らの生存を賭けて周囲を巻き込みます。今までそうやって自分が生きていくための資源を得てきたからです。

臨床の現場である程度、多人数の患者とかかわっている治療者なら誰でも、「患者に巻き込まれる／振り回される」という経験をされているでしょう。それはいくら避けようと思っても無理な話です。今まで私は、こういう「振り回され体験」は自分が下手を打ったから、自分に治療者として未熟なところがあったから……というふうに、ネガティブにしか考えることができませんでした。しかし、増永の「どういう病人を私に診せようと神様は考えておられるのだろうか」という言葉を踏まえると、また違ったふうにとらえることができます。

それは、「自分がそういう患者に出会ったこと自体に、なにか隠された意味がある」ということです。

患者にとっては「長年の膠着状態から脱して改善のきっかけをつかんだ」という意味かもしれませんし、治療者には「難しいケースに出会って、よりいっそうの研鑽と成熟の機会を与えられる」ということかもしれません。あるいはそう単純なことではないかもしれません。ともかく、大きなストーリーの中での意味を考えれば、無益に見える「振り回され体験」も、患者にとっても治療者にとっても必要なプロセスなのかもしれないと解釈が変わる余地が生まれます。

「来世に祈る」ことだってありうる

非常に治療の難しいケースを数多く抱えている精神科医とお話ししていたときのことです。その方が「何をやってもダメで、オーバードース(過量服薬)や自殺未遂を繰り返すのをただただ見ているしかないようなとき、どう接していいのか正直わからない」とおっしゃったので、私は半ば冗談めかして「その人が来世にいい人生を送れるようにお話しになるのはどうでしょうか」と答えたことがあります。

私は輪廻転生や来世といったものを確定的に信じているのではありません。一流の精神科医が頭を抱えるようなケースなのですから、残念ながら技術であったり力のようなもので直接的によくすることはできないのではないかと思います。しかしだからといって匙を投げて見放してしまうわけにもいかない。ならば、どうしたらいいのか?

そういうときは、「ただ手を当てる」といった、とても素朴で控えめなアプローチしかないのでしょう。非常に控えめなので自分のやったことがすぐに目に見える結果を生むということはありえないし、「そういうことは期待しない」という意味を、私は〝来世〟という言葉で表現したかったのです。

さて、プロとなることを諦め、技術を放棄し、能動性を手放して、目標やゴールも設定しないとしたら、治療者に何が残るでしょう。

それこそが、前章で述べた「作法」であると私は思います。

すぐに目に見える結果を生まないような介入、結果を期待しない介入というのは「方法」とはいえないのです。私の下手な力で押す指圧は、指の力で強張った筋肉をほぐそうと結果を期待しているので「方法」らしいところがありますが、「ただ手を当てる」「指がそこで止まる」という達人の指圧は、そういう指圧の行為自体が結果になっているのです。

これこそが「方法」ではなく、「作法」と呼ぶにふさわしいものであると考えます。

終章 私のスタイル

医師になって一〇年以上が過ぎました。リウマチ膠原病科と漢方外来の二枚看板を掛け、曲がりなりにも仕事をこなしていますが、西洋医学と東洋医学の〝融合〟とか、近代医学と代替医療の〝統合〟というようなことをあまり意識しなくなっています。

これまでは「証の科学的解明」というスローガンに代表されるように、東洋医学が一方的に歩み寄りを迫られているイメージがありました。そして西洋医学の側が科学性・正当性の高い壁を設けて撥ね返し、そのたびに彼我の隔たりを実感して溜め息をつくのが常でした。

しかし、状況は少しずつ変わっています。たくさんの漢方研究者の努力により科学的解明が進んできたこともありますが、それ以上に、西洋医学の側が揺らぎ、変化の兆しが現れていることが大きいように思われます。

「だけど痛い」にどう答えるか

過日参加した学会（二〇一四年の日本リウマチ学会）では、それを強く感じさせる一コマがありました。「炎症がなくなった関節リウマチの痛みの正体」という演題で一時間のセミナーが開催され、定員三〇〇人の会場がいっぱいになっていました。

ここ一〇年でリウマチの治療は大きく進歩しました。従来は節々が腫れて動かしづらくなり、ついには関節が破壊されて動かなくなってしまう患者を、かなりの程度まで救うことができるようになっています。そして関節の破壊を防ぐにはなるたけ早期に治療を始めて、免疫の暴走を十分に抑え込むことが必要だという認識が、専門家のあいだでのコンセンサスになっています。

ところが、この「十分に抑え込む」というところが難しいのです。血液検査でわかる指標では「鈍感すぎる」ということになっています。たとえば、指先の小さな関節が少し腫れているだけだと、血液検査の数字があまり上がらないで正常範囲内になってしまうのですが、指の関節は小さくとも、患者の生活の質を大きく左右します。ですから血液検査はまったく正常であっても、患者の訴えが続く限りは治療を続け、強化していくことが推奨されているのです。

しかし、まったく客観的に証明できない、いわば見えない痛みや病気というものに対し、どこまで治療していったらよいものか。実際の臨床に携わっているドクターは戸惑いを感じざるをえません。レントゲンなどの画像検査で病気の実体が映っていたり、検査値で正常範囲を大きく逸脱するなどしていれば、対処の方法を考えることができますが、実体がはっきりせず症状のみがある場合は手詰まりになってしまいます。「炎症がなくなった関節リウマチ」に関するセミナーが大盛況だったのも、手詰まりに悩んでいるドクターがいかに多いかを物語っています。

ゴールが見えなくてもアクションは起こせる

さて学会のセミナーでは、「炎症がなくなったリウマチの痛み」について、海外の論文を示しながらこう説明されました。痛みの破局化（catastrophizing）が重要なカギを握っている、と。

破局的思考とは、痛みについてクヨクヨと考え、痛みがいつまでも続いてどんどん悪くなるように感じること、そして患者自身がなんら痛みに対処する術を持たず無力感に苛まれることを指します。その結果、痛みを過剰に意識するあまりからだを動かさなくなって筋力が落ちたり、痛みに対する過敏さが増したりして、それがまた痛みを強化してしまうという悪循環に陥るというのです。

こうなってしまうと、リウマチはきっかけに過ぎないので、リウマチが治っても破局化が生み出した痛みの拡大再生産は続くことになります。もちろん同じようにリウマチになっても破局的にならない人もいます。その違いについては、遺伝的な体質や、ストレスなどの環境要因などがあると述べられていました。

治療困難な痛みを抱える患者を前にして、医学はもはや局在論を手放さざるをえない段階に来ています。「痛みの意味」を考えるとまではいかなくとも、患者の見えない世界を考える必要を感じている医師もしだいに増えてきていることが、会場の熱気から感じられました。

では、東洋医学を応用すればすっきり見通しよく解決するかというと、私はそうは思いません。増永の言葉を借りれば、「見えない世界を探る一つの手段」にすぎない東洋医学ですから、詰将棋のようにゴールに至る道筋を正確に読み切っているわけではないのです。

ただ、「このケースはちょっと大変だなあ……」と内心では思いながらも、四診に従って患者の話を聞き、患者に触れているうちに、「これほどていねいに相手をしてくださったのは初めてです」と治療が始まる前から感謝されることがあります。どのように目標を設定したら状況が改善するかはもとより、何が治療のゴールであるかさえ見えない状態になっていても、何らかのアクションをとることができる。これが東洋医学の「作法」的な側面だと思います。

私の便秘作法

作法の一例を挙げましょう。

患者の愁訴の中に便秘が含まれているとき、ほかの症状には目もくれず、まずは便秘から治してみることを私は作法としています。そうすると、毎回の診察で便秘について尋ねるのも作法になってきます。

便秘がよくなると患者は出されている薬に効果があることを実感し、それに対してやや満足すると同時に、便秘が解決することで体調が全体として変化して、痛みにこびりついていた訴えが「生理が近づくと痛い」「足は痛いというよりだるいに近い」と変化をみせる場合があります。最初に来たときはとにかく痛い痛いと言うだけで、漢方薬も何を出したらいいか皆目見当がつかない状態であったものが、便秘を解決した後に症状を聞くと、「この薬がよいのでは？」という具体的な処方名が思い浮かぶレベルまでに方向性が見えてくることがあります。

その処方で必ずしもよくなるわけではありませんが、診察のたびに作法として四診を繰り返し、いくつかの薬を使っているうちに、見えない世界の出来事に少しずつ折り合いがつくような動きが出てくることがあります。処方を変更して、その次の外来で「すごくよくなりました」と患者が言うので「しめた！」と内心喜んでいると、「実は会社を辞めまして」「実は引越ししまして」というような話が出てきて、「あ、漢方薬よりも環境の変化が効いたんだな」と、ちょっとがっかりすることもよくあります。

また、痛みに限らず、便秘を治療して不定愁訴がよくなるケースをしばしば経験します。漢方薬理の専門家は「大黄（だいおう）（下剤の作用がある生薬）に含まれる○○には精神安定作用があって……」と直接の因果関係で説明しようとするのですが、私の考えはそれと少し違っています。

われわれ漢方医は四診の作法で患者に接し、便秘のような表面にあらわれた一見些細な症状のみに働きかけるのだけれど、それは患者の見えない世界の内部を揺さぶるような効果があり、その結果、予想もしないような患者の行動を引き出し、場合によっては環境調整につながることもあるのだと私は理解しています。

この見えない世界内部の動き、予想もしないような患者の行動が、自己治癒力ということになるのでしょう。作法の医療は、自己治癒力に全面的に依拠しているといえます。

かつて古方派の漢方医は「汗・吐・下」、すなわち発汗させたり、吐かせたり、下痢を起こさせて、からだの中の毒を追い出せばすべての病は治るという説を提唱しました（万病一毒説）。そして、薬用人参のような、体力をつける薬は要らないと主張しました。毒を追い出せば、あとは自己治癒力に任せればよいというわけです。

時間を味方につける

このように作法が見えない世界への働きかけであり、患者の自己治癒力に頼るものである以上、治療者には忍耐が必要です。「方法」は問題の解決をどこまでも追求し、あらゆる手段を用いて解決を手繰り寄せようとしますが、「作法」は最終的解決というものを意識しません。大きな目標や目的を忘れているわけではありませんが、横目で見ている程度で、ど真ん中にそれを置くことはありません。そうしてひたすら患者がよくなる日が来るのを待っている、そんなイメージです。

増永は、待つことの大切さを、次のように言っています。

西洋医学の医者は、自分が「主」で、患者は「客」であるので、いくら患者を待たせても平気な顔をしているが、東洋医学は治療者が待たされる側に立つ。それは患者を「主」とし、治療者を「客」とする思想だからだ。（『治療百話』二八三頁、一部改変）

実は西洋医学でも、ある種の腫瘍は watch and wait すなわち治療を行わないで経過観察するのがよいとされることがあります。しかしその理由は「早期に治療しても晩期に治療を始めても予後は同じ」ということであり、今後、よい薬が開発されて早期に治療するメリットが出てきたら治療をしたいということなのです。いうなれば「仕方なく待っている」というわけで、あまり「待つ」ことにポジティブな印象を持っていません。

腫瘍はある程度の大きさにならないと症状が出ないため、経過観察という選択肢がまだ採りやすいほうですが、患者の訴えが非常に強い場合、ついつい対抗するかのように強い薬や治療手段を使いがちになります。それが仇となって余計な副作用やトラブルを招き、その解決のためにさらにほかの薬を使わざるをえなくなって、泥沼状態にはまることもあります。

一方、漢方薬はじっくり効くとか効きめが出るまでに時間がかかるとよくいわれます。これは、東洋医学のある種の欠点ともとらえられ、古方派の漢方医を中心に、「薬によっては速く効くこともある」「慢性病は時間がかかるが、感冒などの急性病なら、漢方のほうが西洋薬よりむしろ早く治せる」と抗弁する人もいます。本書でもすでに述べたように（二八頁）それはその通りなのですが、でも、効きが遅いこと、病気をゆっくり治すことを、もっと長所として考えてもよいのではないかと私は思うのです。

先の「炎症がなくなった関節リウマチ」の問題は、最先端の薬物療法が炎症のみをピンポイントに、しかもきわめてすばやく消し去ってしまったがために、浮き彫りにされたといえるでしょう。血液検査の異常値や、目で見て分かる関節の腫れはすぐにひいてしまうのですが、骨や関節のまわりの組織の見えないダメージが回復するにはそれなりの時間がかかります。ストレスや体質的要因で痛みの破局化が起こっている場合は、さらに長い時間がかかるかもしれません。

関節リウマチ一つをとっても、見える世界と見えない世界が同居しています。見えない世界に対しては、時間を味方につけて対処することが大切なのです。

「作法」というものは、いちいち具体的で、詳細多岐に及んでいるため、人に口頭で説明しようとするとうんざりするほどですが、その冗長性も「時間を味方につけるため」と考えれば、納得できなくもありません。一つひとつの所作をていねいに行ううちに、時間が過ぎていってくれる、言い換えれば〝間がもつ〟のです。

他方、「方法」の医療は、〝間がもたない〟ところがあるように思います。それもそのはずで、炎症がどんどんひどくなっていく、出血で血圧がどんどん下がっていく、といったように、状況が目に見えて悪化していくときには「方法」が活躍します。いわば変化を押しとどめ、時間を止めるのが「方法」です。しかし「方法」が指示するのは目標に達するまでのあいだのことで、ミッションを果たした後のことについては何も指示しません。そこで時間が止まってしまうのです。

「揺るぎなき健康」から「揺らぐ命」へ

治療がすべて目標を達して終結したところ――それを「病気のない状態=健康な状態」と定義すると、健康という状態は無時間的なイメージでとらえられることになります。「健康のままで時間が止まっている」、つまり二度と病気の状態に逆戻りしないのが健康だと考えられるのでしょう。しばしば患者から「私の病気は完治するのでしょうか」と質問されますが、この場合の〝完治〟とは、おそらく病気の症状がなくなることだけを指していません。薬をやめても病気が再発せず、揺るぎなき健康という状態に入ることをイメージしているのだと思います。私自身も、そもそも「自己免疫疾患を根本的に解決して、真の健康を実現するには、ただ免疫を抑えつけるだけでは足りない。漢方なら西洋医学の乗り越えられなかった自己免疫の最終解決を与えられるのではないか」と考えて、漢方の勉強を始めたわけです。

しかし、古方派以前の東洋医学や、増永静人の思想に触れるうち、東洋的なものの考え方には「根本的な治療」だとか「最終解決」というものなど、そもそも想定されていないのではないかと考えるようになりました。増永が死の床で夫人に言い遺した最後の言葉で、彼が生涯をかけて導き出したともいえる結論は、次のようなものでした。

人間歪むところに働きがある。動かなくては生命はない。善悪という歪みが出てきてはじめて人間という存在が成り立つわけだ。それだからこそ人間が存在したのだ。（『経路と指圧』医道の日本社、四〇七頁）

まったく歪みのない状態、過不足なくバランスのとれた状態は病気から最も遠い状態ですが、そこでじっと留まっているのは、実は死んでいるのと同じです。「歪んで戻って、歪んで戻って」を繰り返していること自体が生命であり人間である、ということなのです。

東洋医学は「揺るぎなき健康」を目指したものではなく、「揺らぐ生命」から出発するものだったのです。免疫もときには激しい炎症を起こしたり自己免疫を起こすからこそ、手ごわい細菌やがん細胞を排除することができます。つまり免疫も内外の環境変化に対応して常に揺らいでおり、揺らいでいるからこそ生命を支えることができる。そして医学もまた揺らいでいく……。

東洋医学の長い歴史は、そういうことも教えてくれているように思えます。

第二部

質疑応答篇

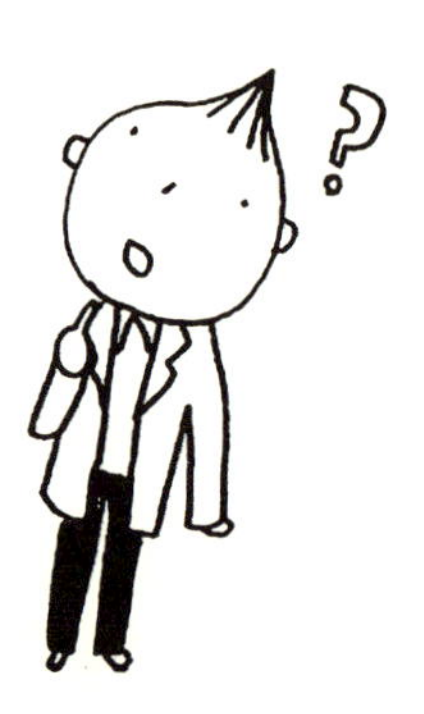

Q1

どう見てもやせすぎの女性が「やせる漢方ってありますか？」と聞いてくるんですが、どう答えたらいいでしょうか？

東洋医学の理論は、からだが最もバランスのとれた状態、すなわち「健康な状態」に近づけることを第一の目的としますので、「やせすぎの人を、さらにやせさせる漢方薬」というものはありません。太りすぎの人が漢方治療でやせるということはありますが、それはだいたいBMI（体重［kg］を身長［m］で二回割った数字）で22前後のバランスのとれた体重に近づいた結果がたまたま「やせた」ということであって、漢方薬の中にやせ薬が入っているわけではありません。

たとえば、やせ気味の女性がお肌のトラブルなど他のことで相談してきて漢方薬を処方する場合だと、私は「漢方治療をやるとからだが最適な状態になろうとするので、体重が増えるかもしれませんよ」と言います。すると「体重が増えるのは困る」と言われてしまうのですが、それでも漢方治療を選んでくれる患者さんは、「体重が増えてもお肌はよくなるし、何より体調がいいので漢方を続けたい」と言ってくださることが多いように思います。

おそらく漢方治療を始める前には、「体調がすぐれない」という自覚がないのだと思います。自分の体調を感じることよりも、体重計の数字だとか吹き出物だとか「目に見える部分」だけに関心が集中している状態です。それが漢方治療を始めることにより、食事がおいしくなる、朝起きられるようになる、生理が整うといった変化が起こり、その結果として漢方治療を始める前の、食欲がない、朝の元気がない、生理不順といった「目に見えない部分」のからだの異常に初めて気づくのだと思います。

極端な例では、こういうのもありました。

とある芸能事務所から非常に低い目標体重を設定され、まわりの女性はどんどんやせていくのに自分だけやせられない、漢方でなんとかならないかと相談されました。この女性は「自分の意志が弱いからやせられないのではないか」と悩んでいましたが、私はこう答えました。

「同じ事務所から何人か具合の悪い方がやって来て診察しているのだけれど、その中であなたがいちばん健康そうに見えますよ。あなたの体質は人一倍最適な状態を保とうとする力が強いわけで、それで体重が減らないのです。決して意志が弱いわけではありません。他の女性は不幸なことに最適な状態が保てないので、目標体重には到達できても健康上の問題を抱えているかもしれませんよ」

東洋医学では、からだのパーツを大きく三つに分ける「三焦（さんしょう）」という概念があります。上半身が「上焦」で、胸からお臍のあたりが「中焦」、お臍から下が「下焦」です。

上焦には理性や知性が宿ると考えられ、五臓論でいうと「肝」の支配領域です。怒りの表出をカンシャクというのは、「肝積」つまり肝臓に気のエネルギーが積もっている状態のことであり、「頭に血が上る」というのも上焦に怒りやストレスが現れやすいと考えているからです。

中焦は思考や感情が宿ると考えられ、五臓論では「脾」の支配領域です。クヨクヨ悩んだり、口に出して表さない思いや感情を吐露することを「腹を見せる」と言ったりしますが、これは中焦の働きを表現しています。

下焦は意志が宿る領域で、五臓論では「腎」の支配です。よく「臍下丹田に力を込めて」という言い方をしますが、これは下焦のことを指しています。下焦が弱ってくるとなんとなく迫力がなくなって、「おなかの底から声を出す」ことができなくなってしまいます。

言い方を変えると、三焦は「知（上焦）」「情（中焦）」「意（下焦）」ということになります。東洋医学では三焦の機能を整えることにより、知情意のバランスのとれた状態を目指すということになるわけですね。

しかし最近の見た目重視の傾向、たとえば「人は見た目が〇割」といった考え方は、上焦に偏った人格形成や人材育成に結びついているように私には思えます。五臓論では肝は「目」とつながっています。人間を目で見える部分、つまり容貌や体型、体重のみで判断したり採用したりするのは、上焦を偏重して中焦・下焦をまったく忘れた評価の仕方です。

最近テレビに出ている人たちを見ていると、中焦が弱って「脾弱」で感情が不安定になっていたり、下焦が弱って「おなかの底から声が出ない」ような芸能人が多いことに気づきます。どうしてこんな人たちばかりなのか……と思っていたのですが、芸能事務所が過度の体重制限を強いているということの相談をお聞きして、私は「ああ、なるほど」と納得したのでした。

相談してくれた女性には、「人よりも優れている中焦・下焦の力を生かせるような仕事への転職も含めて一緒に考えていきましょう」と申し上げました。

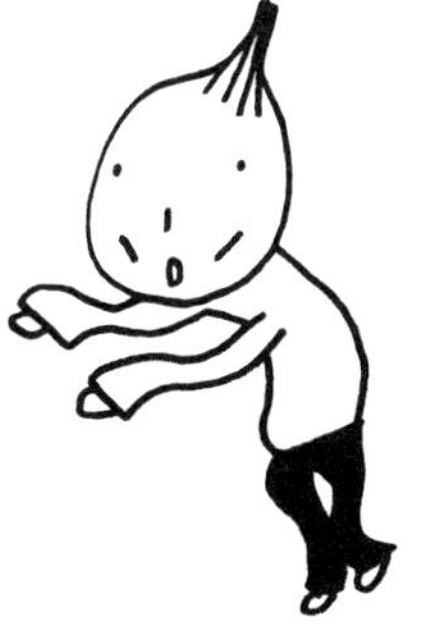

Q2

抗がん剤による治療を嫌がって「がん漢方」を求めてくる人に、どう対応したらいいですか？

抗がん剤の副作用による吐き気やだるさ、しびれなどがつらくて漢方を求めてくる人に、症状緩和のための漢方治療を提案するのはとてもよいことだと思います。

　場合によっては、緩和ケアの専門医に依頼して麻薬を処方してもらったり、抗がん剤を使っている主治医に連絡して「漢方で体力が回復するまでのあいだ、抗がん剤の治療をお休みできませんか」とお願いすることもあります。がん以外の病気でもそうですが、他の専門医との連携をとることはとても大切です。

　漢方の緩和治療では、最初のうちは〈補中益気湯〉や〈十全大補湯〉など、全身の細胞を元気にするような、悪くいえば総花的に効く薬を使います。しかしこれではがん細胞まで元気にしてしまう可能性があるので、適度に抗がん剤治療を併用するのが望ましいです。

　しかし病気が進んで体力が落ち、十分に抗がん治療もできなくなってくると、〈四君子湯〉や〈人参湯〉〈真武湯〉といったシンプルな薬、つまり構成生薬の少ない「薄い」薬を使います。これらは全身に効くというよりは、ムカつきや下痢など、主に胃腸の働きを改善する薬です。漢方治療はシンプルな薬のほうがシャープに効くという性質があるので、病気が進展してどんどん鎮痛剤の量が増えていく緩和治療に比べると、これらの漢方薬は非常に好都合な面があります。

しかし困るのが、西洋医学的に評価が確立している第一選択の治療を最初からまったく受けようとしないで、いきなり漢方治療を依頼される場合です。

つい先日の話ですが、ある人がネットの掲示板で「抗がん剤自体に発がん作用がある。医者はみなその事実を隠している。抗がん剤治療は避けて代替医療を普及させましょう」と書き込んでいました。私は次のように反論しました。

「毒を以て毒を制す」という言葉があります。病気になってしまったら「非常の手段」を以てこれを治すこと、これが「医」の営みです。

貝原益軒は『養生訓』で「凡そ薬と鍼灸を用ふるは、やむを得ざる下策なり」と説き、吉益東洞は「人参すら毒薬だ」と喝破しています。このように、代替医療が安全で抗がん剤が毒薬だということではなく、医療はいうなれば「毒薬」を使う営みなのです。

放射線や多くの抗がん剤は、遺伝子を破壊する性質を持っています。がん細胞は中途半端に遺伝子が破壊された細胞ですが、放射線や抗がん剤で徹底的に遺伝子が破壊されると、がん細胞といえども死滅します。

抗がん剤という言葉からは、「がん細胞」「悪玉の細胞」だけをやっつけてくれる魔法のような薬を想像されているのかもしれませんが、そのような抗がん剤は極々わずかで、ほとんどの抗がん剤は正常な細胞の遺伝子にも傷をつけてしまう、ただの「毒薬」です。その「毒薬」を、正常の細胞に影響を与えないように、悪い細胞にだけ効くように、いろいろに知恵を絞って使っているのです。

ですから、抗がん剤が中途半端に正常の細胞の遺伝子を壊すと、がん細胞になる可能性はありますし、同じ薬が、がん細胞に十分に働くと病気を治すこともできます。

端的にいえば「抗がん剤」＝「増がん剤」でもあるのです。このことは医師にとっては常識ですし、誰も抗弁しません。それは古代から多くの漢方医聖が「薬」＝「毒」であることを認めているのと同じことです。

華岡青洲が非常に苦労して全身麻酔の方法を編み出したのも、元はといえば乳がん手術を成功させるためでした。

そもそも彼はとても優れた漢方の使い手で、彼が発明した〈十味敗毒湯（じゅうみはいどくとう）〉や〈帰耆建中湯（きぎけんちゅうとう）〉という処方は、現代でも難治性の皮膚病や褥瘡に使われて効果をあげています。漢方薬の使い方には、数千年にもわたる多くの先哲医聖がさまざまに工夫してきた歴史の厚みがあります。そこへきて新たな使い方を発明し、なおかつ後世まで受け継がれるというのは大変なことです。

その彼が、がん治療のために前人未踏の手術を挑んだのです。現代の漢方医をはるかにしのぐ腕前を持った青洲が、どれほど「がん漢方」の限界を厳しく認識していたか想像に難くありません。漢方薬だけで腫瘍を小さくする効果は低いこと、腫瘍は漢方のやや不得意とする領域であることを謙虚に認めたほうがよいと思います。

私が師匠の花輪壽彦先生の外来を見学していたとき、ステージⅣで全身にがんが転移をしているのに一〇年以上経過しても外来に通ってこられる患者さんを何人か目撃しました。その方々はいずれも、漢方とともに抗がん剤の治療も長期間続けていらっしゃいました。

ふつう抗がん剤治療は何度も続けると吐き気や

しびれなどさまざまなからだの不調が起きて徐々に続けられなくなるのですが、長いあいだ花輪先生の処方を服用して命をつないでいる人は、抗がん剤治療も断続的に続けておられました。漢方薬が抗がん剤治療の副作用を軽減し、西洋医学的な抗がん治療も継続しやすくなったのだといえるでしょう。これが、がん治療の「勝ちパターン」といえるのかもしれません。

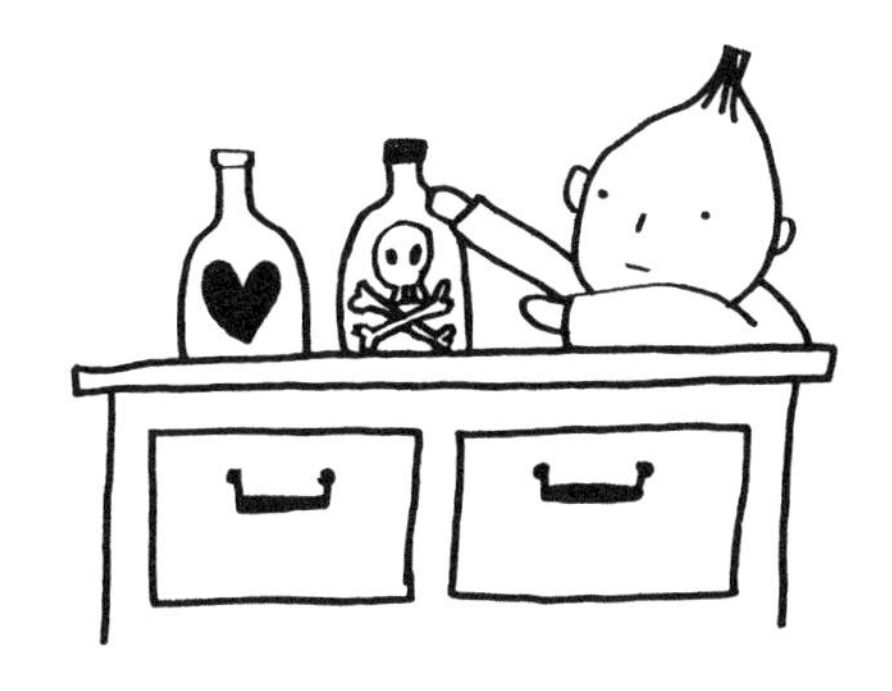

Q3

上司が「漢方なんかインチキだ！」と公言してはばからず、漢方の有用性を理解してもらえず悔しい思いをしています。どうしたらよいでしょうか？

「漢方や代替医療はインチキ医療だ」という命題ですが、論理学でいう〝対偶〟を考えると、「インチキでない医療は西洋医学の中にある」という命題になります。

では、「インチキでない」とは、どういう意味でしょうか。

科学的で厳密な論証過程をきちんとたどっているということなのでしょうが、メカニズムが明確にされていて、なおかつ統計学的にも裏付けがしっかりとれているものなど、医療にはごくわずかの部分しかありません。医療は非常に不確定な状況の中で、絶えず決断を迫られ、常にある程度の成果を出すことを期待されている営為なのです。

ですから「インチキでない」と簡単に言ってしまうのは、医療の不確定性に目をつぶって思考を停止している態度と同じです。

私などは「漢方はインチキだ」と言われると、「あなたはご自分がなさっている現在の医療の実践で、すべての問題を本当に解決できていますか？　もしどうしても解決できない問題が残るとき、どうなさっているのですか？」と聞き返したくなってしまいます。

なぜなら、「インチキでない医療」で手段がなくなったとき、多少怪しい部分があっても患者をよくするための糸口を探そうというのも、医療者の仕事のうちだからです。「科学的に正しいと証明されるまでは何もしない」という態度で、患者の問題にまったく手を付けようとしないのは、無責任の誹りを免れえないでしょう。したがって私は、医療から完全に「インチキ」を放逐することは非現実的だ、とさえ思っています。

すべての患者を治せていますかと反問するのでは角が立ちすぎてしまうというなら、「困っている症例はありませんか?　困っている患者さんはいらっしゃいませんか?」と、上司や同僚に尋ねて回るのはどうでしょうか。

まわりのドクターを悩ませる難しいケースが東洋医学で簡単に治る、とまでは言いませんが、自分が試みなかったアプローチを使って患者さんとともに苦心惨憺しつづける姿を見れば、周囲の目も少し変わるかもしれません。なかには意外にあっさりよくなるようなラッキーなケースもあるでしょうし、一年たってみて「今年は入院しなかったね」というように長期的な経過が知らず知らずのうちに好転していることもあります。

あなたの診療を見ているのは、医師だけではありません。看護師をはじめとするコメディカルや、患者の家族も見ています。そういう人々は、「インチキでないかどうか」「科学的であるかどうか」という視点だけから医療を評価していません。ときには「効いているどうか」さえ度外視されます。

大切なのは、「患者に向き合えているかどうか」「医療の不確定性から逃げずに踏ん張っていられるかどうか」というところだったりするのです。

もっとも私は、上司や同僚に「困っている患者さんいませんか?」と尋ねて回るのは早々にやめてしまいました。患者さんが次々に家族や友人を紹介してくれたり、コメディカルのスタッフ自身が診てもらいたいと言い出すようになってしまい、外来がいっぱいになってしまったからです。

「医療には西洋医学と東洋医学の二つがある」というふうに、複数の視点で日常の診療を見られるようになると、医療を見つめるまなざしや周囲からの評価も、複数あることに気づくと思います。

それだけ医療は幅の広い多義的なコミュニケーションだということですし、さまざまな考え方がぶつかったり、意見の一致を見ないことのほうが多い領域でもあります。ですから、「我こそが正しい」という独善的態度をときには引っ込めて、譲り合うつつましさが医療者には求められていると思います。

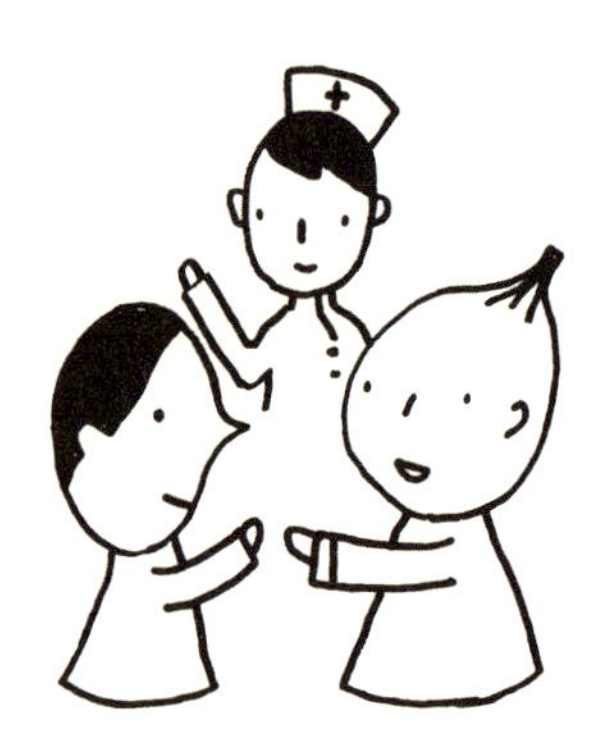

Q4

怪しげなサプリメントや、「漢方」と称する健康食品を次から次に買い込むことをやめない患者がいるのですが、どう対応すべきでしょうか？

サプリメントや健康食品を使用していることを医者に隠している患者さんはよくいます。それは、医者は患者の健康にかかわる介入を独占したがる傾向があると患者が見抜いているのです。つまり、自分がセルフケアをしていると分かると、医者の機嫌を損ねてしまうだろうと心配しているわけです。

たしかに、医者が出す薬と患者が飲んでいるサプリメントが効果においてダブっていたり、反対に効果を打ち消し合ったり、または思わぬ副作用が出現したりすることがあるので、医者は患者のサプリメントを把握しておく必要はあります。しかしどんな治療を受けるのか、どんな薬を飲むのかを最終的に決めるのは、医者ではなくて患者です。

ここは医者は謙虚であるべきで、サプリメントや健康食品を頭ごなしに否定したり、「飲むな」と指示するのは望ましからざる態度だと私は思います。むしろ患者がどんなサプリメントを飲んでいるのかを医者に言いやすいような雰囲気、相談しやすいような信頼関係を築くのが理想です。

しかしそうはいっても、あまりにも多い量のサプリメントを飲んでいたり、多額の費用を健康食品に費やしていて看過しがたいこともあります。

そういったときでもまずは、なぜそれだけのサプリメントや健康食品を必要とするのかの訳を尋ねてみることから始めたほうがいいと思います。

多くの場合、現代医薬に対する不信の念や、健康に対する漠然とした不安がその背景をなしています。もしそうであれば、サプリメントや健康食品も現代医薬と同様に工場でつくられた化学物質であることを説明し、広告で「天然」のイメージが刷り込まれているようなら、そういったイメージが本当でない可能性を患者とともに検証してみてもいいかもしれません。

貝原益軒の『養生訓』の言葉を借りれば、サプリメントの類はやはり「偏性の物」、すなわち自然ではない偏りを持った物質ですので、生体にも何らかの偏った影響を与えるはずです。それが良い方向に向けばいいのですが悪い方向に向くと健康を害するかもしれません。サプリメントを使う人々はもともと健康に対する意識の高い人々ですから、こうした説明をていねいに行えば受け入れてくれることも多いです。

逆に、ある程度の長期間にわたって少量のサプリメントや健康食品を続けていて、患者がその効果を実感している場合には容認すべきでしょう。

私は次のものを勧めています。

①高価なものより安価なもの
②流行のものよりロングセラー
③錠剤や散剤より、生薬のように剤形のハッキリしたもの
④製造元や規格が明示されているもの

これらの条件を多く満たすものならより安心ですし、少なければ気をつけて経過を追っています。

結構よくあるのが、「周囲に強く勧められて」というパターンです。本人はどちらかというと飲みたくないのに、家族や知人がしつこく勧めるので仕方なく……ということがあります。先の四条件を満たしていればある程度容認できる場合もあ

ります が、 あまりにも問題が多いならその家族や知人を呼び出して話をすることも考えないといけないですね。

「知人が高いサプリメントを熱心に勧めてきて、自分一人ではなく病気ではない家族の分まで買うと安くなるからと言われて迷っている」と相談されたことがありました。そのパンフレットを見てみたら、なんとパンフレットの後半部分はネズミ講（!）の仕組みの解説でした。

善意の仮面をかぶりながら病気の人の弱みに付け込み金銭を巻き上げようというのですから、非常に厄介です。

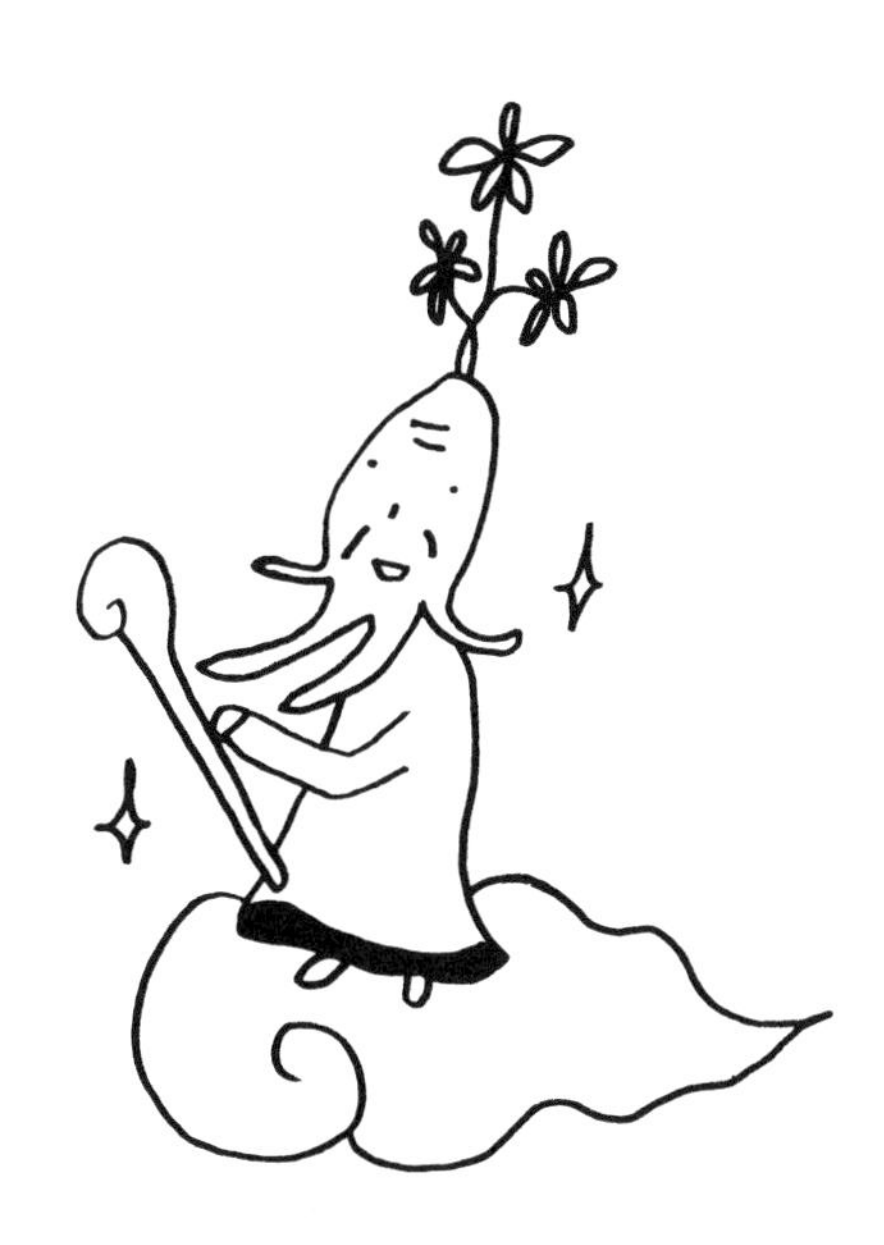

Q5

漢方の手引書などを参考にして処方を選んでいるのですが、どれを出したらよいか絞り込みができず、悩む場合があります。

幕末明治の漢方界の巨匠、浅田宗伯の治療録に、「多少つらいが速く治す方法と、時間がかかるが楽に治す方法とどちらがよいか？」と患者に尋ねるくだりがあります。

このように自在に漢方を使いこなせるようになりたいものですが、この話の勘所は「治療は二種類ある」、つまり「解（solution）は複数である」ということでしょう。そもそも正しい病態の把握、そして正しい治療方針がただ一つに決まるという考え方こそ西洋近代医学に固有のものかもしれません。

数年前に、ある大学病院の精神科のカンファレンスを見学する機会がありました。診断に難渋している入院患者をカンファレンス室に招じ入れ、医局員の前で主治医が三〇分ぐらい面接し、患者が退出した後、診断について意見を述べ合うのです。ベテランの医師から意見を順番に述べるのですが、各々の「お見立て」があまりにも違うことに驚きました。それでいて、それぞれの先生の見解は十分に説得力があり、治療に関しても「たしかにそうすれば、よくなるだろう」と確信させるものでした。

精神医学と東洋医学の共通点は、治療者の働きかけにより患者の病態が変化していき、病態の変化に合わせて治療を柔軟に調整していくという「ダイナミックな双方向性」にあるのかもしれません。

これに対して内科の治療では、たとえば肺炎と診断して抗生物質を投与したにもかかわらず効果が見られないときに突然ビタミン剤を出したり、診断名が白血病に変更されたり……などといったことは原則的にありません。そういうことが起きたとしても、それは「誤診」という例外的扱いとなり、あってはならないこととされます。

もちろん漢方の治療でも、明確な誤用というものは厳然としてあります。しかし登山ルートが複数ある山のように、処方の運用方法は複数あるのだろうと思っています。

吉益東洞以来の日本独自の漢方や、明や清時代の中国医学の知識も重視する現代中医学など、漢方には流派がいくつもあります。それをもって「分かりにくい」「理解しにくい」といわれますが、私に言わせると、正解がたったの一つであるほうが追いつめられるというか息が詰まる感じがします。治療は決定論的となり、したがって患者の反応がさまざまであったとしても、それに対応するバッファーというか遊びの部分がなくなってしまいます。

私はいつもカルテには複数種類の処方の候補を書いて、記録に残しています。絞り込みができずに悩むこともないことはないですが、「これが駄目でもあれがあるさ」と考えると少しホッとする部分もあるのです。

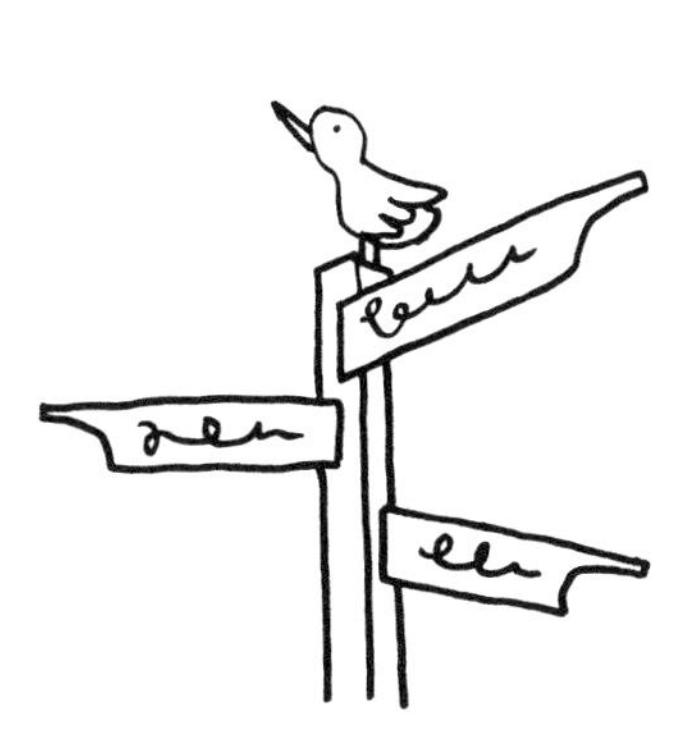

Q6

外来に来るたびに「調子が悪い」「副作用が出た」と文句ばかり言う患者がいます。そんなに気に入らないのであれば他の医者にかかればいいと思うのですが、外来には欠かさず来ます。どう対応するべきなのでしょうか？

本当に薬や治療に効果がなく、あるいは副作用が出て具合が悪くなっているだけだったとしたら、いつかは来なくなります。でも患者が外来に来つづけているのだとしたら、何がしかよいことがあるはずです。

さいわいなことに漢方では、一つの症状に対して処方のレパートリーの幅がある程度広いうえ、煎じ薬を扱っていれば生薬ごとに匙加減することも可能で、ほぼ無限に変化をつけることができます。西洋医学ではファーストライン、セカンドラインの治療が使えないとお手上げに近い状態になりますが、東洋医学はしぶとく患者の注文につきあうことが可能なので、患者としても「文句が言いやすい」ところがあるかもしれません。

四〇代の全身性エリテマトーデスの女性の患者さんは、私の外来で常に「調子が悪い」と言っています。しかし漢方治療を始める前に比べると入院の頻度が減り、風邪をひきやすいのですが比較的早く治るようになって、大崩れはしなくなってきています。脈診や腹診でも改善傾向がうかがえるのですが、本人としては「調子が悪い」のです。

この方は三人の子どもを抱えるシングルマザー

でした。長男は知的障害があり、長女は反抗期です。華奢なからだに鞭打って遠くの飯場のようなところで働きながら、子育てと格闘していたのでした。いくら入院をしなくなったとはいえ、風邪が早く治るようになったとはいえ、満足な生活を送るにはほど遠い健康状態であるわけです。

あるとき飯場で事故があり、足を怪我して松葉杖で外来にいらっしゃったことがありました。そんなになっても「明日には職場に戻らなければ」と言います。

私は「あなたは病気の身だし、労災だって下りるでしょう。なにもそこまでして仕事に行かなくても」と言うと、その方はバツが悪そうに微笑みながら「でも人数が少ないので、自分が抜けると迷惑がかかるから……」と答えました。

あとでカルテを見直すと、この方は夫のDVに遭い、苦労して離婚し、その前後から全身性エリテマトーデスを発症していたことがわかりました。経緯からいって慰謝料や養育費が取れるはずなのに、この方はまったく取ろうとしませんでした。病気としては「自己免疫」であり免疫の過剰反応が原因なのですが、社会的な文脈で見ると、正当な権利の主張をして自分の生存を守ろうとしない意味において「免疫不全」を呈しているといえなくもありません。

この方の問題を解決するには、言うべきことを言うべき人にきちんと言うこと、交渉することを覚えてもらう必要があります。しかし、今まで自分一人が我慢することでやり過ごすというやり方に慣れきっているので、それを変えてもらうのは並大抵なことではありません。非常に時間がかかるプロセスとなります。

私としては漢方薬を使って大崩れしないように体調を支えながら、この方の「調子が悪い」につきあっていこうと思っています。

ゴールに近づいていくステップが見えないとい

うのは予想以上に消耗することなのですが、精神科医の春日武彦先生は「中腰力」という言葉でこのことを表現されています。

時間をかけてじっと経過を見ているうちに、絶好の「介入のタイミング」が訪れることがあります。そのときを逃さぬように行動するには、中腰で待っている姿勢を長く続けなければなりません。

漢方外来は中腰力が要求される外来である、といえそうです。

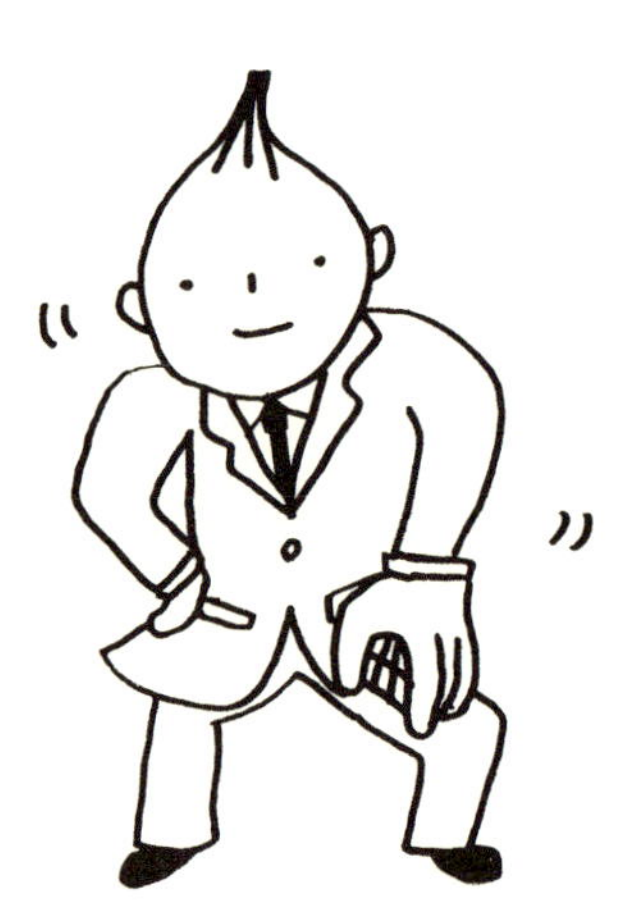

Q7

西洋近代医学では行き届かないところがあるのを感じて、補完代替医療に興味を持っています。ただ東洋医学のほかにもアーユルヴェーダ、ホメオパシー、アフリカの薬草治療、カイロプラクティック……。さらに東洋医学の中にも鍼灸や気功、中医学や韓医学などあまりにもたくさんありますが、どれがいちばんよいでしょう。

この本では、漢方とひとくちに言っても、決して一枚岩ではないということを述べてきました。しかも、漢方以外にも鍼灸や指圧やたくさんの治療方法が並び立っています。どれがベストなのかわからない、どれを選んだらいいかわからないといった理由で、「東洋医学は体系化不能で理解しがたい代物」と批判されることがあります。

しかし、唯一の絶対的な価値基準から各種の代替医療をランクづけするのは、「そもそもどうして代替医療を学ぶのか」という視点から考えるとナンセンスなことです。

人間は多様であり病者も多様であるので、近代医学の非常にクリアな考え方だけでは割り切れないという問題に突き当たって、初めて代替医療を学んでみようという動機が生まれたわけですね。ですから、「どの医療が優れているのか」というように価値基準も唯一絶対を求めるのではなく、多様な価値観があることを受け容れないと、代替医療は近代医学を超えるものを教えてくれません。

唯一絶対の価値基準にしがみつくと、代替医療は近代医学の劣位にあるものとしてしか見られないということになってしまいます。

したがって私は、「ベストは何か」という目で探すのではなく、「自分にしっくりくるもの」「腑に落ちるもの」を探して学ばれることをお勧めします。

ある医療者が傷寒論にのっとった吉益東洞流の古方的な考え方を採用するか、人間は見えない世界によって支えられていると喝破した増永静人のように「経絡」や「見えない世界」といったものまで受容する考え方を採るのかは、実はその人のキャラクターによるところが大きいのです。

自分の感覚に合った流派の治療術を学んで、さらには自分なりの工夫を加えて「流派の教え」のほうを変質させ、自分流の治療術をつくり上げていく。東洋医学にはそのような自由さがありますし、逆に、あまりの自由さに初心者が面食らうところでもあります。

話が脱線しますが、江戸時代の武道はほとんど「一人一流派」のような状況だったそうです。みんながてんでばらばらに好き勝手をしていた、ということではありません。

ある師匠に弟子入りをして技のすべてを伝授されて体得したとしても、師匠と弟子ではからだつきも違うし、からだの動かし方にも微妙な違いがあります。弟子にとっての最高のパフォーマンスを発揮するには、自分の体格や運動能力の特性に適合したからだの動きを編み出さねばならないのです。

それればかりは師匠でも教えられません。弟子は自分のからだにぴったり合った最高の技巧を自分で見つけていくわけですが、それは新しい流派をつくるにも等しいことなのです。

武芸者と同じように、医療者も本来は「一人一流派」に近いばらつきをもった存在なのでしょう。

ある医師は体系化することが得意で、研究や論文を通じユニークで新しいコンセプトを打ち出す能力に長けている半面、個々の患者が訴える愁訴の多彩さをうまく拾い上げられず、治療としてはやや大味なものになってしまうかもしれません。他のある医師は患者の愁訴にとことん向き合い、身体診察も丁寧かつ綿密に行い、治療も大変に工夫されたものがあって、一例から引き出した教訓を学び取る姿勢がありますが、それゆえに体系化が難しく学術的になかなかアピールすることができないかもしれません。

今の一般的な医学教育の考え方では、すべての能力がある一定の水準以上であることが望ましいとされ、少しでも水準を下回っているところがあると「患者に不利益をもたらす」とやや強迫的に責められる雰囲気がありますが、果たしてそうでしょうか。

患者は無力な赤子ではありません。自分の病気をよくしてくれるような最適な治療を求めて懸命にリソースを探し回る存在でもあります。ですから古方派の漢方医には、そうでなければ治らない患者が自然と集まってくるし、手技療法の治療者にもそういう治療を求める患者が集まるのです。

どんな患者の治療もなるべく断らず博(ひろ)くたくさんの患者を助けたいという志は見上げたものですが、「医療者と患者がうまくマッチすればそれでいい」という考え方もあってよいのではないでしょうか。

病む人に「最高の治療」を常に与えられるのが理想ですが、必ずしもあなたが与えるのでなくてもよいはずです。自分のできる範囲内の治療で患者が満足しなければ、さらに患者に適合した治療を提供できる他の医療者につなげられればいいのです。

それが、増永静人のいう「我を捨てる」ということですし、そう考えれば、すべての代替医療に精通しないといけないといった強迫的な思いから解放されると思います。

Q8

漢方薬を処方しようとしたら、以前にかかった漢方薬局や医師の処方箋を持ってきて、この処方は具合が悪くなった、この処方は効かなかったと説明したあげく、「この処方を出してほしい」と指定してくる患者がいます。私は違う処方のほうがいいように思うのですが……。

精神科医の神田橋條治先生は、「よい患者とはどのような患者でしょうか?」と問われ、「自分の状態を正しくモニタリングできる患者です」と言い切っておられました。

自分に合った治療を求めて歩き回り、処方ごとにどういう効果があったのかをそれなりに評価しておられるのであれば、この患者さんは〝よい患者〟であるかもしれません。私はある程度、患者の「言いなり」になって漢方薬を出すことにあまり抵抗を感じません。

西洋医学の薬剤はこうはいきません。特に向精神薬の場合、言われるがまま「飴玉のように」薬を処方しているとオーバードース(過量服薬)で自殺されてしまったり、ネットなどで横流し販売されるといった問題が起こります。

漢方薬はまったく無害で副作用がないということではありませんが、現在一般的に販売されている医療用の漢方エキス製剤ではオーバードースで死亡したり嗜癖性が強くて依存をつくり出すというリスクが非常に少なく、これは漢方治療の大いなる利点です。

医師が患者の「言いなり」になることに躊躇するもう一つの理由は、自分が仕事をしていないかのような感覚というか、一種の疎外感にさいなまれるからでしょう。

しかしどんなときも医師のほうが患者の状態について詳しく、正しい認識を持っているとは言い切れませんし、患者を思うままにコントロールすることに医師としての仕事のやり甲斐を感じたり、「いかにも仕事をしている」という感覚を持つなどというのは不健全です。

患者がよくなることが第一の目標であり、医療者はとにかくそのプロセスの邪魔はしないよう心がける。これぐらいの謙虚さがあってしかるべきです。

ところで神田橋先生は、医師から患者に〝技術移転〟をすることの大切さも強調されていました。

非常に多彩な身体症状に悩まされ、何種類もの漢方を試してそれぞれの薬の効果についていろいろな感想を持っている患者に私も外来で出会うのですが、こうしたケースに対しては、医師はどうしても「文句を言われる」と身構えてしまいます。そういう患者は面倒くさがられてしまうんですね。でもそこは逆転の発想で行ってはいかがでしょう。

漢方処方の難しい名前を何種類も覚えて、それに対する身体の反応を説明できるのだから、患者の知的能力は非常に高いわけです。その高い知的能力を信頼して、漢方薬を多めに処方して常備薬にしてもらい、さまざまな処方の使い方を技術移転して、自分でからだのトラブルを解決してもらうようにするのがいいのではないかと私は思っています。

症状が多彩な人は同時に何種類も症状が起きるというよりは、あるときは腹痛、あるときは頭痛、またあるときは倦怠感というように、時間を追って症状がコロコロ変わることが多いものです。症状が変わるたびに受診に来るのは大変ですし、えてして薬の種類ばかりが増えていくことになりがちです。

私は、「腹痛のときはこれを、頭痛のときはこれを、だるいときにはこれを飲んでください」と説明して、次の外来のときに使ったぶんだけその薬を補充するといったやり方を試みています。つまり、患者に自分用の漢方薬局を開いてもらって、自分で症状に合わせて薬を調節してもらうわけです。

そうすればいちいち症状が変わるたび受診しなくて済みますし、定期受診のときに薬の使用法について、医師からの一方的な情報提供ではなく患者からのフィードバックを参考にして相互に意見を述べ合うことができ、病状についてより有効な意思疎通が図れるようになります。

効きめや副作用がマイルドであるぶん、患者の自律性を信頼するような治療の仕方ができるというのは現代漢方の一つの大きな特徴です。これは漢方医療の、もっと強調されるべき長所であるように思います。

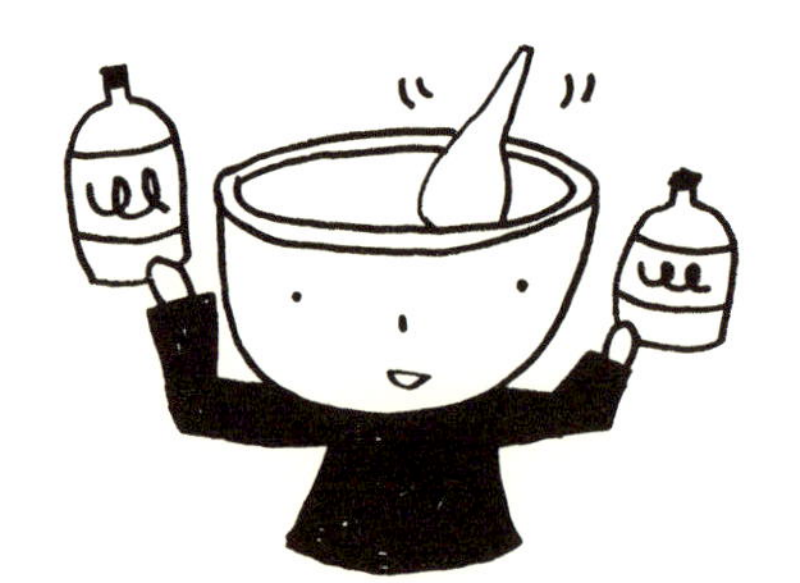

Q9

漢方外来のあるドクターは、診察中に奇妙なジェスチャーをしたり理解に苦しむ自説を展開してときどき苦情が来ます。しかし一部の患者さんたちには熱狂的に支持されていて、彼らは「信者化」しています。こうしたドクターの言動をどう考えたらいいのでしょうか？

私はどちらかというと医療に対してアナーキーな考え方をとるほうです。したがって「科学的根拠にもとづかない医療は排斥されるべきだ」などという立場には与(くみ)しませんが、あまりにも高額な医療ばかりを勧めたり（これは西洋医学でもそうですが）、極端な生活指導を命じたり（特に厳しすぎる食事制限など）、いわんや性的関係を迫るような治療者はレッドカードです。

漢方を含め世の中にはたくさんの代替医療がありますが、それらは一種のイデオロギーというか、ある種の観念体系のような側面があります。イデオロギーの得意とする範囲と限界をよく理解して、イデオロギーを利用することがあっても、それに使われるような治療者になるのはよくないと思います。

一例を挙げましょう。

「O(オー)リングテスト」という診断法があります。これは複数の漢方処方で迷ったときに患者の片手に薬を持ってもらい、もう一方に手で親指と人差し指でOの輪をつくらせ、医師がその輪を引っぱってその抵抗感により処方を決めるというやり方です。

　私は、Oリングテストで漢方薬を選んでおられることで有名なある医師の講演を聴く機会がありましたが、彼は「Oリングテストは、患者さんの納得を得るためにやっているだけだ。Oリングをする前にだいたい自分の中で処方を決めている」とおっしゃっていました。こんな話をOリングテストの創始者や〝本家家元〟が聞いたら怒るかもしれませんが、私はOリングの「イデオロギー」にどっぷりはまらない柔軟性に感心しました。

　ですから、患者の前で奇妙なジェスチャーをしたり奇怪な説明を行っていたとしても、そのドクターが方法論の限界を承知のうえでやっているのであれば、そしてこのドクターが自分のやっていることが「怪しげ」に見えることをよく自覚なさっているのであれば、治療の健全性はそこそこ保たれていると考えてよいのではないでしょうか。

　ただし一つ気をつけておかないといけないのは、医師がキャリアの早期から外来を自分の「信者」で固めてしまうと、治療者としての伸びしろがなくなってしまう恐れがあるということです。患者は自分の気に入った医者にずっと見てもらいたいと思うのが人情ですから、長く外来をやっていると信者が増えていくのは仕方のないことです。しかし、患者が医師に気兼ねして症状がよくなった点ばかり言うようになったり、患者から金品を送られるようになったら要注意です。

　精神科医の中井久夫先生は「医師としての名声は治療成績と反比例する」「患者に買いかぶられたら買い戻せ」とおっしゃっています。医師とは本来、患者の具合が悪いときにのみ必要とされる存在であって、患者の病気が治り再発もせず医師と縁が切れてこそ治療は本当に成功といえるのです。

　そういう意味で、ずっと外来に通い続ける信者化した患者というのは、ある意味、治療の失敗例です。ゆえに信者が多いことは医者としてまったく自慢できることではないですし、金品をもらって患者と癒着するなどというのは、医師が率先して自分の治療成績を下げているようなものです。

私の初期研修医時代の指導医は「症例は選んでもよいが患者は選ぶな」と言いました。短い期間で多彩な疾患の治療を経験しないと効率が悪いので、同じような疾患ばかりにならないように研修医には配慮するけれど、最初から医療に不信感を露わにしていたり、独特のこだわりを持っている、あるいは社会的経済的に困難な事情を抱えている患者も、いやな顔をせずに診なさいという意味です。

若いうちは自分の苦手とするような患者も積極的に引き受けて、恥もさらして、一生懸命悩みながら勉強する経験をしたほうが腕のよい医師になれるということなのでしょう。臨床のフィールドに立つ者の真価が試されるのは、「ホーム」ではなく「アウェー」の試合なのですから。

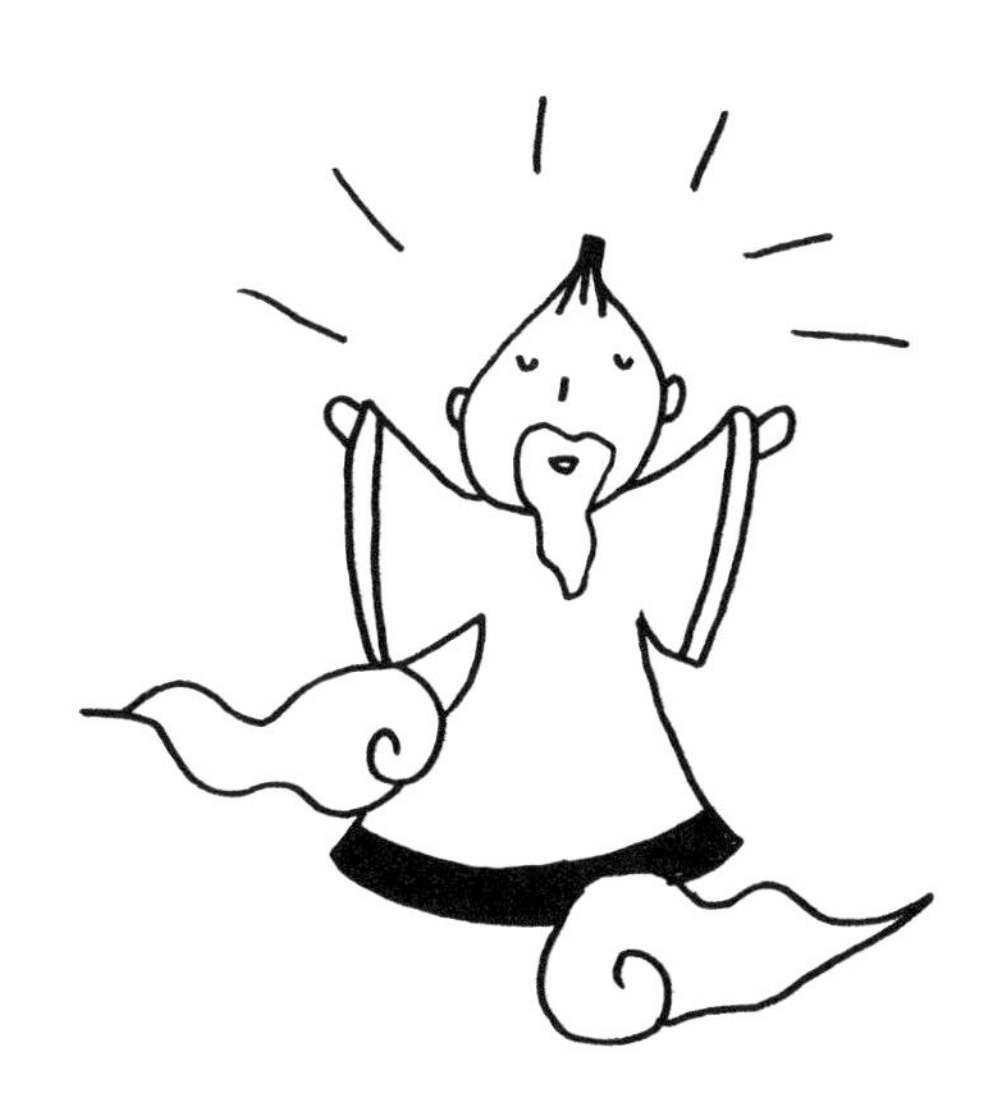

Q10

漢方診療は診察に時間がかかり、さまざまな愁訴を持った患者を相手にしなければならず、毎日ひどく消耗しています。隣のブースで診療している医師は次々に患者を診て外来をあっさり終わらせているうえに臨床研究を着実にこなしており、羨ましい限りです。このままだと自分はどんどん水をあけられてしまうのではないかと、将来が不安です。

私は漢方診察をするようになってから、「患者さんとの出会いによって医療者が本質的に変わっていく」ことがしばしばあることに気づくようになりました。これは煎じつめれば「所作」がわずかに違ってくる程度のことなのですが、こういう変化は職場での医療者・患者関係だけでなく、医療者の対人関係全般を変えていくきっかけをつくるように思います。

ある鍼灸の大家が、弟子入りしたばかりの男性が非常に大雑把な触れ方で経穴のありかを探っている様子を見て、「手が粗いんです。彼が女性をどう扱っているのか心配になりますね」と冗談交じりに話されたことがありました。

プライベートの対人関係モードがプロフェッショナルとしての日々の実践に知らず知らずのうちに投影されますし、また逆に、仕事上の人間関係が普段のものの考え方や習慣に大きな影響を与えることだってあるわけです。

もちろん生身の人間同士のつきあいですから、患者から受ける影響は決してよいものばかりとはいえません。医療者を疲れ果てさせる患者というのもしばしばです。

少し具体的に考えてみましょう。

救急車で運び込まれてきて診断がつかないままみるみる状態が悪くなり、挿管や心臓マッサージなどの緊急治療が必要になって、そのあとのCTで大出血が分かり緊急手術になって……というのが西洋医学的には「大変な患者」の典型例でしょう。

しかしこれは物理的に作業量が膨大なのであって、人海戦術で対処可能かもしれません。その一方で、著しく人格が偏っていたり、医療者を振り回そうとしたり、複雑な社会的心理的な要因が絡まっていたり、そもそも病気を治す気がないなど、医療者からひたすらエネルギーを奪い取っていくような患者もいます。実はそういう患者が、漢方を始めてからかなり増えてしまいました。

手技療法の治療家は患者との距離が近いぶん、さらに深刻な影響を受けるようで、「邪気を受ける」と表現する人もいます。講義篇でも述べたように、手技療法家は健康を害したり短命の人が多いのです。増永静人も五七歳の若さでこの世を去っています。

私などは外来の患者数がそれほど多くなくてもすぐに疲れてしまうのですが、医師の中には私の何倍も患者を診て、研究や執筆活動も旺盛で、周囲からの評価も非常に高い人もいます。たしかに私の頑張りがまだ足りないせいもあるのでしょうが、それだけの患者数を診ていれば邪気を発する人も多かろうに、そのドクターたちはなぜ疲れを見せないのだろうかと疑問に思うことがあります。

研究を行うとは多くの場合、多数例から患者の特徴を抽出して普遍的方法で記述することですから、患者の「全体」ではなく「部分」に注目する、つまり一種の視野狭窄を起こすわけです。穿(うが)った見方をすれば、視野狭窄を頻繁に起こせる人ほど研究が得意なわけで、次々に研究を発表できるというのはむしろある種の欠損・欠落とみなすことも可能かもしれません。

では何が欠落しているのか。あえていえば〝邪気〟に対する感受性ではないかと思います。

研究のために多数例の患者を解析する必要のある医療者が、いちいち邪気に反応していてはからだが持ちません。膨大な量の研究や執筆を重ねる人はものすごい量の論文を読んでいたりもしますが、そういう人たちの目には、生身の人間が発する邪気はただの不快なノイズとしか映りません。

研究に携わらない者にとっては生身の人間こそがリアリティを持ってイメージできる存在ですが、研究論文にまとめられた抽象的事実のほうが邪気ノイズがカットされているぶん、心地よいS／N比でもって認識しやすい、理解しやすい、という人もいるでしょう。私はかねがね大学の講義などで多人数を相手に得々と長時間話しっぱなしの講師を見ると、よくそんな一方向的コミュニケーションに神経が耐えられるなあと不思議に思っていたものですが、邪気を無視することによりアカデミックな仕事が成り立っているのだとすれば、納得できなくもありません。

私は、この邪気に関する感受性の鈍い人たちが大学など研究機関にあって日本の医学を牽引しているのではないかと思っています。感受性が鈍いからこそ計量可能な概念をつくり出すのでしょう。額に手を当てるよりも体温計で測るほうが、鈍い人には有利です。これは「医学から名人芸を追放する」というテーゼにもつながっています。

現代医学の規格が「鈍いほう」に合わせてつくられたものだとすると、伝統医学の規格は「やや敏感なほう」に合わせてあるのかもしれません。

ある患者さんは処方された錠剤を四分の一錠ずつカットして服用し、漢方薬も半包ずつ、それも隔日で服用して、よく効くというのです。ひょっとしたらこういう患者さんを診て、ホメオパシーを提唱したドイツの医師ハーネマンは、薬物を極端に薄める方法を思いついたのかもしれません。邪気もホメオパシーのレメディーに似て、非常に微妙なものです。伝統医学の治療家は患者に対する優しさや気づかいだけでなく、患者さんの微妙な状態変化を大切にして、それを治療に反映させてきました。

そういう治療家が主流であったときには、患者が発熱しているかどうかは触って確かめればいいのであって、体温計は必要なかったのです。ところが、医学の分野に近代科学が流入してきたことで、「鈍い人」も参入することができるようになったともいえるでしょう。もちろんそのおかげで各分野で研究が進み、それが進歩につながったと考えることもできるわけですから、鈍いことが一概に悪いとはいえないし、逆に鋭いことがいいともいえません。

このように世の中はおおむね「鈍いほう」に合わせるようになってきていますが、教育や人事といった組織運営ではどうでしょうか。

どの若手に誰を指導教官としてつけたらよいか、誰を仲間として受け入れて誰をよその部署で働いてもらうか。こういった事柄は、多数例から抽出して「科学的」に評価するような方法は通用しません。フィーリングや勘のよさに大きく左右されるでしょうし、こういうときにこそ邪気に対する感受性が問われます。キャリアの最終盤をハッピーに過ごすことができるのは、意外にも、それまで研究者向きではないといわれていた人々なのかもしれませんよ。

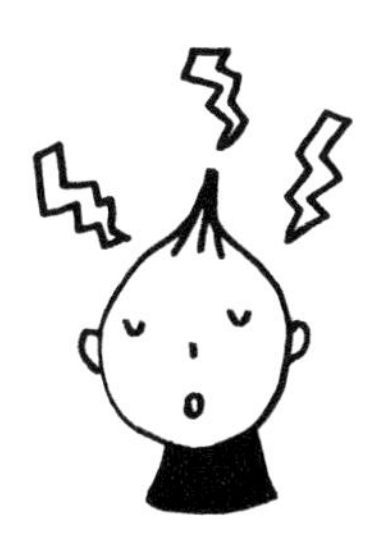

あとがき

漢方を勉強したいと思い、北里大学東洋医学総合研究所の門を叩いてはや七年以上がたとうとしていますが、自分がこのような内容の本を書こうとは想像もできませんでした。偶然性の産物といえばちょっとかっこいいですが、無計画と迷走の果てに……というほうが当たっているのでしょう。「自分が本を書こうとは」と言いながら、七年間に出会ったたくさんの人々のアイデアや着想を借用しているので、ほとんど自分のオリジナルではないような気さえします。ここで、謝辞も兼ねて、そのたくさんの人々のことを振り返っておきたいと思います。

*

まず、最初にお名前を挙げたいのは中井久夫先生です。
中井先生は先年、文化功労者を受賞された精神医学者・ギリシャ文学者です。私が最初に先生のお名前を知ったのは『最終講義——分裂病私見』（みすず書房、一九九八年）でした。先生が勤められた神戸大学医学部精神科の教授を定年退官される際の講義を出版したもので、まだ医学生だった私に、「医学とはこういう学問である」という大きな認識の枠組みを与えてくれた本でした。

それ以来、中井先生の本が出版されるたびに拝読して「一度こんな授業を聴いてみたいものだ」と嘆息していましたが、私が北里の大学院で漢方の勉強を始めたころ、願ってもないチャンスが訪れました。私は当時、学生時代から親しくしていた総合内科医のJ先生に紹介されて、医療関係者やフリーの編集者、マスコミの関係者からなる小さな勉強会に参加し、漢方について何度かお話をさせてもらっていました。その会に中井先生の本を担当している医学書院の白石正明さんがいらっしゃって、『こんなとき私はどうしてきたか』（医学書院、二〇〇七年）の書評を依頼されたのです。私は二つ返事でお引き受けしました。

その書評は週刊医学界新聞に掲載されました。反響はいくつかありましたが、いちばんうれしかったのは、大学院での二年先輩で精神科医の蒲生（がもう）裕司先生に、「トクちゃんは、中井ファンだったのかあ！」と掲載を喜んでいただいたことです。そのあと蒲生先生と話が盛り上がって、「中井先生を北里にお迎えしてお話をうかがおう！」ということになり、大学院の指導教官であった花輪壽彦教授に一緒に相談に行きました。

実は、かつて北里の東洋医学を率いていた大塚恭男先生が中井先生と対談をしておられて、花輪教授もそのときのことを覚えていらっしゃいました。そこで正式に花輪教授のお名前で招聘状をお出しして、二〇〇八年一月に念願の中井先生の講演会が実現しました。

そのころの私は、本書でも書いたように、「証の科学的解明」の壁を前に悩んでいた時期でした。漢方医学は科学的に研究すればするほど〝漢方らしさ〟を失っていくのではないか？　では〝漢方らしさ〟とは何か、と。

中井先生のご講演には、その問いを考えるためのヒントがいくつもありました。講義篇の9で紹介させていただいた「ダメもと医学」はその一つです。また中井先生は、統合失調症の患者さんの舌の状態が変化する様子を綿密に観察してスケッチしておられました。後年、中井先生は中国からの留学生を通じて中医学を学ばれますが、そのずっと昔からほぼ独力で舌診の研究に取り組んでいたわけです。

漢方薬を扱わなくても漢方医になれる！　私はこのことに強い衝撃を受け、それがそのまま本書を書く大きなきっかけともなりました。

もう一つは、先生の歴史に対する造詣の深さです。『神農本草経（しんのうほんぞうきょう）』と古代ギリシャの『ディオスコリデス本草』の比較、欧州における魔女狩りと精神医学の起源、華岡青洲に先立つ全身麻酔の記録が琉球にあるらしいこと等々、今まで聞いたこともないようなお話が次から次へと出てきました。「漢方に科学性を超える価値観があるとすれば、それは歴史の中にあるのではないか」——そんな感想を持った私にとって、一つの幸運がありました。北里の研究所には日本の医史学の第一人者、小曽戸（こそど）洋先生が率いる医史学研究部があるのです。蒲生先生と、二人の大学院の先輩（星野卓之先生、渡辺浩二先生）も、「科学的解明」をテーマとする博士論文に取り組みつつ、ご自分の医史学のテーマを見つけて研究を始めておられました。三人の先輩方も、それぞれの〝漢方らしさ〟を追究すべく歩みを進めていたわけです。小曾戸先生のご厚意で、私は先輩方にまざって医史学研究部に出入りすることを許されました。

そんなある日のこと、医史学の研究員で鍼灸師でもある天野陽介さんが、「増永静人という人を知っていますか？　京大だから津田先生の先輩ですよね」と言って本を貸してくださいました。

増永静人は医学部ではなく文学部で心理学を専攻していたので直の先輩とはいえませんが、もし医学部卒であれば、増永も指圧の「科学的解明」に絡め取られていたでしょう。そうかといって学問的アプローチを完全に外れた治療者の主観ばかりを語るものでもありません。私は、そのバランスのよい切り口に惹かれました。

増永の世代は、西田幾多郎や和辻哲郎など往年の「京都学派」の謦咳に接していたはずです。東洋思想の特質や、それが西洋との比較においてどのような特徴を持つ世界観なのかを、京都大学で大いに議論していたことでしょう。増永が東洋医学の思想的側面の重要性を強調したのは、こうした経歴に由来するのだろうと私は思います。

＊

さて、私にとって「京都学派」といえば、大学のことではまったくなくて、木屋町・先斗町の飲み屋街です。学生時代の私は勉強もせず、夜な夜な呑み歩いてばかりでした。特に「八文字屋」という不思議な飲み屋には、新聞記者や芸術家、文学者や哲学の先生など、ふだんお目にかかれないような人々がたむろしていて、そんな文化人の「夜の特別講義」を聴きによく通っていました。

八文字屋亭主の甲斐扶佐義（ふさよし）さんご自身も写真家で、二〇一〇年の春には東京で展覧会を催されました。そのころ東京の病院に勤めていた私は懐かしくなって、展覧会のオープニングパーティーに出かけていくと、八文字屋常連のある記者さんから声を掛けられました。

「トクちゃん、知り合いの作家さんがめずらしい目の病気に罹ったっていうんだよ。一度相談に乗ってくれないかなあ」

そこで紹介されたのが、森まゆみさんでした。森さんは雑誌『谷中・根津・千駄木（谷根千（やねせん））』を創刊し、古き良き下町の魅力に光を当てる活動でよく知られた方だったので、私は少し緊張しながらお話をうかがいました。森さんは数年前からフォークト・小柳＝原田病という眼底に炎症を起こす自己免疫疾患にかかっていて、視力の低下に悩んでおられました。その日は結局、少ししかお話が聞けず終わってしまったのですが、後日、思わぬ形で再会することになりました。

甲斐さんのパーティーにはまったく関係ないはずの医学書院の白石さんから突然、「森まゆみさんという作家をご存知ですか?」と連絡があったのです。私は驚いて「森さんなら先日お会いしたばかりですが……」と言うと、「それなら話は早い。森さんが原田病の闘病記を書くにあたって、自己免疫疾患の解説をしてくれる医者を探していると知り合いの編集者に相談されたんです。津田さんのことを紹介しておきますね」

このような経緯で私は、森さんの著書『明るい原田病日記』（亜紀書房）に登場することになりました。この本の中で、私は自己免疫の話だけでなく漢方についてもかなりお話したところ、森さんが「こんどは津田さんが著者で、漢方の本をつくりましょう！」と提案してくださいました。白石さんも「漢方で個人授業をするのはどうでしょうか」と賛同してくださり、ついに本書の話が動き出しました。

＊

最初、私が「漢方とは何か」について何回かに分けてレクチャーし、それを録音して文字起こしする作業を森さんがやってくださることになりました。目の病気を押しての文字起こしの作業は大変なものだったろうと想像します。

ところが、その過程でいくつか問題点が浮かび上がってきました。一つは、私が歴史に興味を持っていたためにどうしても歴史中心の話題に偏ってしまい、シリーズ「ケアをひらく」の趣旨にそぐわなくなってしまったことです。これに関しては『未来の漢方』(亜紀書房)という別の本を、森さんとの共著で世に出すことができて、いちおうの解決を見ました。

もう一つは、「津田の言いたいことが、いったい誰を対象にしているのか、はっきりしない」という点でした。それまで医学論文しか書いておらず、「書くものが正しければよい」「フォーマットを守っていればよい」ぐらいにしか考えていなかった私にとって、「誰に向かって売るのか」という商業的な(?)発想はまったく新しいものでした。これには一体どう応えたらいいのか、私は皆目見当もつきませんでした。

そのまま一年が空しく過ぎて二〇一二年四月、京都で日本内科学会総会が開催されることになり、私は帰省も兼ねて学会に参加しました。ポスター発表を眺めていたとき、ある人に呼び止められました。私を白石さんに引き合わせるきっかけをつくってくれた総合内科医のJ先生です。彼女は関東の病院で数年間、現代医学のみの修業した後、エチオピアに渡って薬草医学の勉強をしていました。

彼女は関東の病院で一緒に仕事をしていた時期の後輩、Aさんと一緒でした。久しぶりに会った者同士、三人でしばらく喫茶店に入って話をすることにしました。J先生はエネルギー・ヒーリングや前世療法といった、心理療法の中でも主流とは言いがたい技法にも興味を持ち、私よりもさらに間口の広い統合医療を実践していました。「波動が……」「エネルギー的身体が……」といった、科学的常識をはるかに超える話を熱っぽく語ります。

それまで伝統医学にあまり接点を持たなかったAさんは、しだいに戸惑いの表情を浮かべてきました。そこで私はJ先生の話を時々さえぎって、

「患者さんが診察室に入ってくるなり、すごいドンヨリした雰囲気が漂って、診察を終えた後、エネルギーを吸い取られたみたいにグッタリすることってないですか？」とか、

「どうしてこの患者さんにばかり、めったに起こらないような合併症とか偶発事故が次々に起こるんだろうって思ったこと、ない？」

というように、日常診療でよく遭遇する具体的な場面をAさんに思い返してもらいました。するとAさんも、「ああ、そういえばそんなことも……」と応えてくれるようになってきました。

そこで私は、増永の思想を念頭に置きながら、こんな説明を重ねていきました。伝統医学は西洋

医学と違い〝見えない世界〟を扱おうとすること、波動やエネルギー的身体が科学的検証に耐えうるかはさておいて、その概念を使うと治療がうまくいくのなら使ってみるという立場が存在すること、いわゆる「難しい患者」のケースに巻き込まれることを通して、病気が患者だけでなく医療者にも意味を持ってくること……。

話しているうちに私の胸の中には、「世の中にはAさんみたいに伝統医学の発想になじんでいない医療者のほうが普通なのだから、J先生や増永のディープな境地との架け橋になるような本を書けばいいんだ！」という思いが湧いてきました。

*

こうした紆余曲折を経て、ようやく本書を送り出すことができたわけです。

振り返ってみると私自身もまた、〝見えない世界〟からの干渉を受けながら、ここ数年を過ごしたように思います。見えている眼前の事物に、見えない世界が与える影響を増永は「因縁」と呼びました。中井先生の講演会が実現したことや、無関係なはずの二人から森さんを紹介されたこと、分野の違う伝統医学を志した同世代の内科医と知り合えたことなども、なんだか因縁じみて見えてきます。

最新の宇宙論では、観測不可能だが質量だけを持つ「暗黒物質」が宇宙を満たしているといいます。本書の冒頭でオスラー先生が臨床医学を海図にたとえたことに触れました。増永なら、因縁という暗黒物質で満たされた夜空に臨床をたとえるかもしれません。暗黒物質の質量は宇宙の始まりと終わりを知るうえで重要な変数となるそうですが、因縁もまた、生命がどこから来てどこへ向かっていくのかを知るための手がかりなのかもしれません。

最後になりましたが、厳しい指摘を繰り出す白石さんのそばでいつも温かいフォローを添えてくださっていた編集者の川口達也さん、小勉強会で繰り返しご自宅を開放してくださった元医学書院の河田由紀子さん、ご近所さんの御縁で一年間にわたる鍼灸医学の連続講義にモグリ参加をお許しいただいた日本伝統医学研修センターの相澤良所長、『明るい原田病日記』以来のおつきあいで今回も装丁を担当してくださった矢萩多聞さん、可愛らしくも本質を突いたイラストを描いてくださった後藤グミさん、原稿の一部に目を通して貴重な意見をくださった島屋真希さんにも感謝の意を表します。

津田篤太郎

二〇一五年立春

著者紹介

津田篤太郎（つだ・とくたろう）

1976年京都生まれ。京都大学医学部卒業。天理よろず相談所病院、東京女子医大付属病院、JR東京総合病院などを経て、現在、聖路加国際病院リウマチ膠原病センター副医長、北里大学東洋医学総合研究所客員研究員。

医学博士。日本内科学会総合内科専門医、日本リウマチ学会専門医、日本東洋医学会漢方専門医。現代医学と漢方、両方を取り入れた診療を実践している。

著書に、『未来の漢方』（森まゆみとの共著、亜紀書房）、『病名のつかない「からだの不調」とどうつき合うか』（ポプラ新書）がある。

シリーズ ケアをひらく

漢方水先案内——医学の東へ

発行	2015年2月15日　第1版第1刷©
著者	津田篤太郎
発行者	株式会社　医学書院 代表取締役　金原 優 〒113-8719　東京都文京区本郷1-28-23 電話03-3817-5600（社内案内）
印刷・製本	アイワード

ISBN978-4-260-02124-1

◎本書のテキストデータを提供します。
視覚障害、読字障害、上肢障害などの理由で本書をお読みになれない方には、
電子データを提供いたします。
・200円切手
・返信用封筒（住所明記）
・左のテキストデータ引換券（コピー不可）を同封のうえ、下記までお申し込みください。
[宛先]
〒113-8719 東京都文京区本郷1-28-23
医学書院看護出版部 テキストデータ係

漢方水先案内
テキストデータ引換券

シリーズ ケアをひらく ❶ 下記価格は本体価格です。

本シリーズでは、「科学性」「専門性」「主体性」
といったことばだけでは語りきれない地点から
《ケア》の世界を探ります。

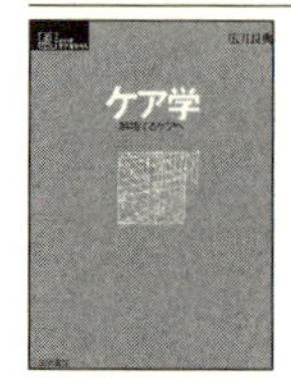

ケア学：越境するケアへ●広井良典●2300円●ケアの多様性を一望する———どの学問分野の窓から見ても、〈ケア〉の姿はいつもそのフレームをはみ出している。医学・看護学・社会福祉学・哲学・宗教学・経済・制度等々のタテワリ性をとことん排して〝越境〟しよう。その跳躍力なしにケアの豊かさはとらえられない。刺激に満ちた論考は、時代を境界線引きからクロスオーバーへと導く。

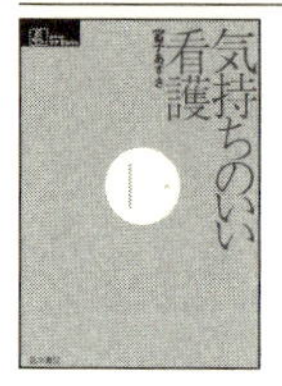

気持ちのいい看護●宮子あずさ●2100円●患者さんが気持ちいいと、看護師も気持ちいい、か?———「これまであえて避けてきた部分に踏み込んで、看護について言語化したい」という著者の意欲作。〈看護を語る〉ブームへの違和感を語り、看護師はなぜ尊大に見えるのかを考察し、専門性志向の底の浅さに思いをめぐらす。夜勤明けの頭で考えた「アケのケア論」！

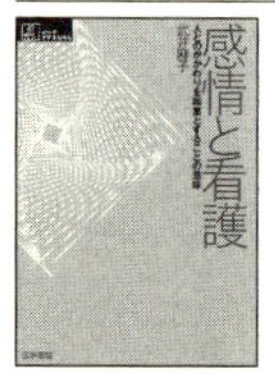

感情と看護：人とのかかわりを職業とすることの意味●武井麻子●2400円●看護師はなぜ疲れるのか———「巻き込まれずに共感せよ」「怒ってはいけない！」「うんざりするな!!」。看護はなにより感情労働だ。どう感じるべきかが強制され、やがて自分の気持ちさえ見えなくなってくる。隠され、貶められ、ないものとされてきた〈感情〉をキーワードに、「看護とは何か」を縦横に論じた記念碑的論考。

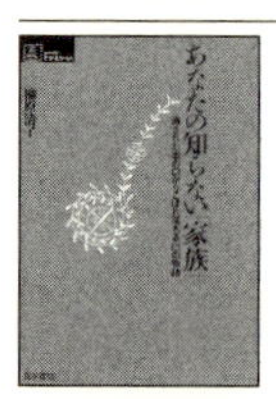

あなたの知らない「家族」：遺された者の口からこぼれ落ちる13の物語●柳原清子●2000円●それはケアだろうか———幼子を亡くした親、夫を亡くした妻、母親を亡くした少女たちは、佇む看護師の前で、やがて「その人」のことを語りはじめる。ためらいがちな口と、傾けられた耳によって紡ぎだされた物語は、語る人を語り、聴く人を語り、誰も知らない家族を語る。

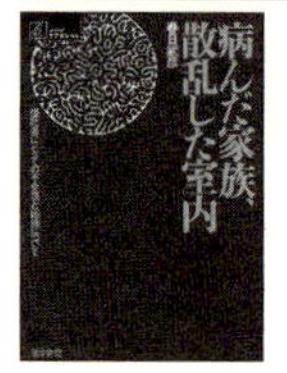

病んだ家族、散乱した室内：援助者にとっての不全感と困惑について●春日武彦●2200円●善意だけでは通用しない——— 一筋縄ではいかない家族の前で、われわれ援助者は何を頼りに仕事をすればいいのか。罪悪感や無力感にとらわれないためには、どんな「覚悟とテクニック」が必要なのか。空疎な建前論や偽善めいた原則論の一切を排し、「ああ、そうだったのか」と腑に落ちる発想に満ちた話題の書。

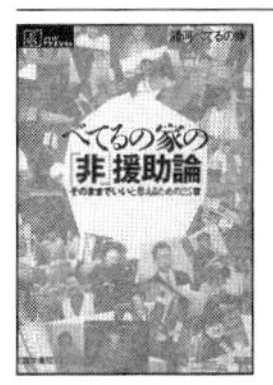

べてるの家の「非」援助論：そのままでいいと思えるための25章●浦河べてるの家●2000円●それで順調！———「幻覚＆妄想大会」「偏見・差別歓迎集会」という珍妙なイベント。「諦めが肝心」「安心してサボれる会社づくり」という脱力系キャッチフレーズ群。それでいて年商1億円、年間見学者2000人。医療福祉領域を超えて圧倒的な注目を浴びる〈べてるの家〉の、右肩下がりの援助論！

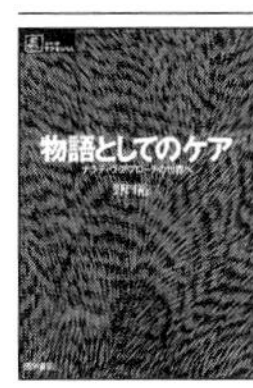

物語としてのケア：ナラティヴ・アプローチの世界へ●野口裕二●2200円●「ナラティヴ」の時代へ———「語り」「物語」を意味するナラティヴ。人文科学領域で衝撃を与えつづけているこの言葉は、ついに臨床の風景さえ一変させた。「精神論 vs. 技術論」「主観主義 vs. 客観主義」「ケア vs. キュア」という二項対立の呪縛を超えて、臨床の物語論的転回はどこまで行くのか。

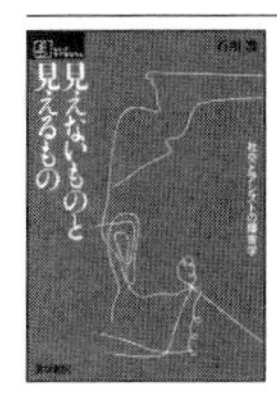

見えないものと見えるもの：社交とアシストの障害学●石川准●2000円●だから障害学はおもしろい———自由と配慮がなければ生きられない。社交とアシストがなければつながらない。社会学者にしてプログラマ、全知にして全盲、強気にして気弱、感情的な合理主義者……〝いつも二つある〟著者が冷静と情熱のあいだで書き下ろした、つながるための障害学。

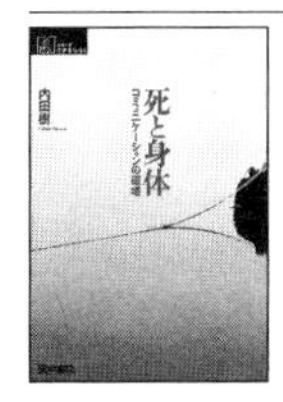

死と身体：コミュニケーションの磁場●内田 樹●2000円●人間は、死んだ者とも語り合うことができる———〈ことば〉の通じない世界にある「死」と「身体」こそが、人をコミュニケーションへと駆り立てる。なんという腑に落ちる逆説！「誰もが感じていて、誰も言わなかったことを、誰にでもわかるように語る」著者の、教科書には絶対に出ていないコミュニケーション論。読んだ後、猫にもあいさつしたくなります。

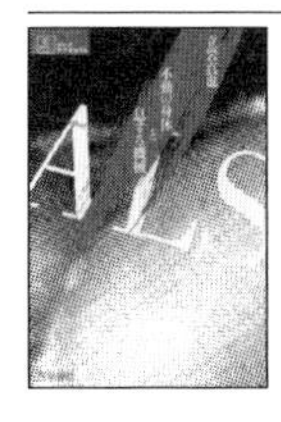

ALS 不動の身体と息する機械●立岩真也●2800円●それでも生きたほうがよい、となぜ言えるのか———ALS当事者の語りを渉猟し、「生きろと言えない生命倫理」の浅薄さを徹底的に暴き出す。人工呼吸器と人がいれば生きることができると言う本。「質のわるい生」に代わるべきは「質のよい生」であって「美しい死」ではない、という当たり前のことに気づく本。

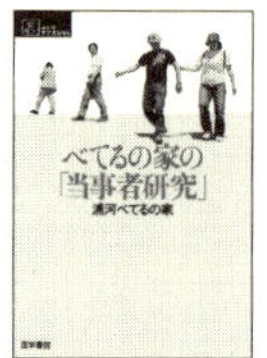

べてるの家の「当事者研究」●浦河べてるの家●2000円●研究？ ワクワクするなあ―――べてるの家で「研究」がはじまった。心の中を見つめたり、反省したり……なんてやつじゃない。どうにもならない自分を、他人事のように考えてみる。仲間と一緒に笑いながら眺めてみる。やればやるほど元気になってくる、不思議な研究。合い言葉は「自分自身で、共に」。そして「無反省でいこう！」

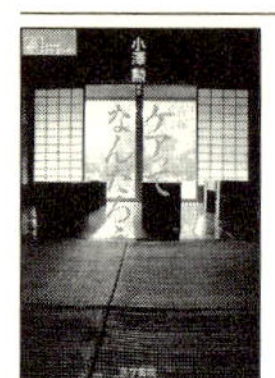

ケアってなんだろう●小澤勲編著●2000円●「技術としてのやさしさ」を探る七人との対話―――「ケアの境界」にいる専門家、作家、若手研究者らが、精神科医・小澤勲氏に「ケアってなんだ？」と迫り聴く。「ほんのいっときでも憩える椅子を差し出す」のがケアだと言い切れる人の《強さとやさしさ》はどこから来るのか―――。感情労働が知的労働に変換されるスリリングな一瞬！

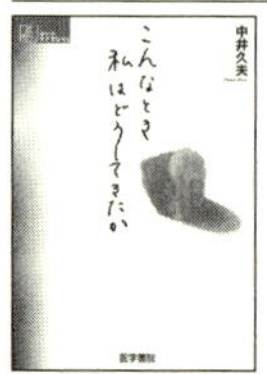

こんなとき私はどうしてきたか●中井久夫●2000円●「希望を失わない」とはどういうことか―――はじめて患者さんと出会ったとき、暴力をふるわれそうになったとき、退院が近づいてきたとき、私はどんな言葉をかけ、どう振る舞ってきたか。当代きっての臨床家であり達意の文章家として知られる著者渾身の一冊。ここまで具体的で美しいアドバイスが、かつてあっただろうか。

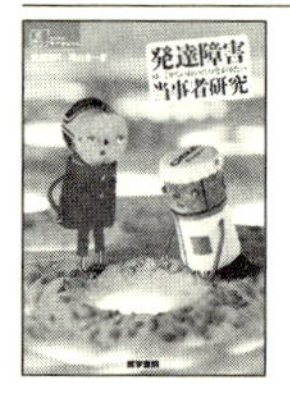

発達障害当事者研究：ゆっくりていねいにつながりたい●綾屋紗月＋熊谷晋一郎●2000円●あふれる刺激、ほどける私―――なぜ空腹がわからないのか、なぜ看板が話しかけてくるのか。外部からは「感覚過敏」「こだわりが強い」としか見えない発達障害の世界を、アスペルガー症候群当事者が、脳性まひの共著者と探る。「過剰」の苦しみは身体に来ることを発見した画期的研究！

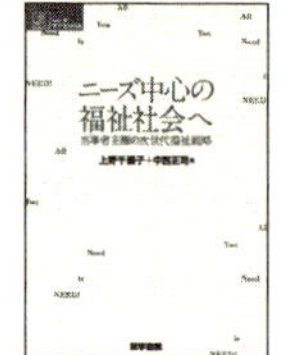

ニーズ中心の福祉社会へ：当事者主権の次世代福祉戦略●上野千鶴子＋中西正司編●2100円●社会改革のためのデザイン！ ビジョン!! アクション!!!―――「こうあってほしい」という構想力をもったとき、人はニーズを知り、当事者になる。「当事者ニーズ」をキーワードに、研究者とアクティビストたちが「ニーズ中心の福祉社会」への具体的シナリオを提示する。

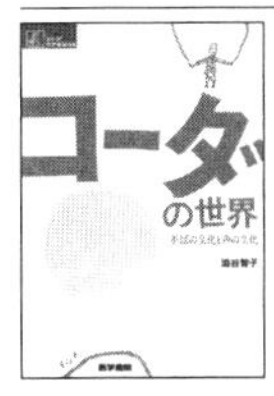

コーダの世界：手話の文化と声の文化●澁谷智子●2000円●生まれながらのバイリンガル?———コーダとは聞こえない親をもつ聞こえる子どもたち。「ろう文化」と「聴文化」のハイブリッドである彼らの日常は驚きに満ちている。親が振り向いてから泣く赤ちゃん? じっと見つめすぎて誤解される若い女性? 手話が「言語」であり「文化」であると心から納得できる刮目のコミュニケーション論。

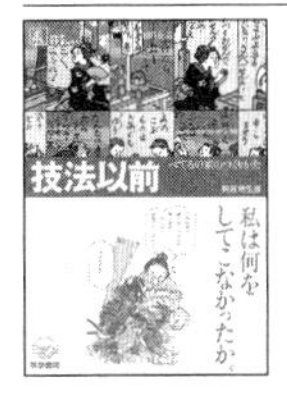

技法以前：べてるの家のつくりかた●向谷地生良●2000円●私は何をしてこなかったか———「幻覚&妄想大会」をはじめとする掟破りのイベントはどんな思考回路から生まれたのか? べてるの家のような〝場〟をつくるには、専門家はどう振る舞えばよいのか? 「当事者の時代」に専門家にできることを明らかにした、かつてない実践的「非」援助論。べてるの家スタッフ用「虎の巻」、大公開!

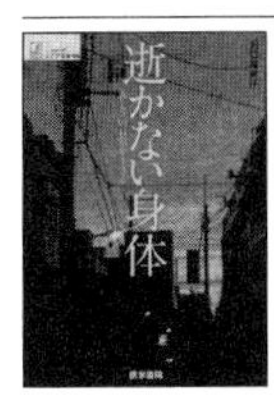

逝かない身体：ALS的日常を生きる●川口有美子●2000円●即物的に、植物的に——言葉と動きを封じられたALS患者の意思は、身体から探るしかない。ロックトイン・シンドロームを経て亡くなった著者の母を支えたのは、「同情より人工呼吸器」「傾聴より身体の微調整」という究極の身体ケアだった。重力に抗して生き続けた母の「植物的な生」を身体ごと肯定した圧倒的記録。

第41回大宅壮一ノンフィクション賞受賞作

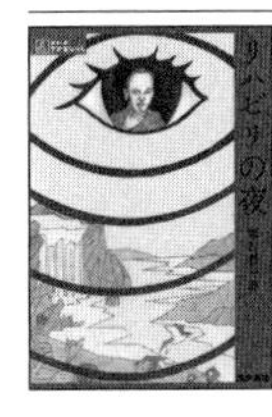

リハビリの夜●熊谷晋一郎●2000円●痛いのは困る——現役の小児科医にして脳性まひ当事者である著者は、《他者》や《モノ》との身体接触をたよりに、「官能的」にみずからの運動をつくりあげてきた。少年期のリハビリキャンプにおける過酷で耽美な体験、初めて電動車いすに乗ったときの時間と空間が立ち上がるめくるめく感覚などを、全身全霊で語り尽くした驚愕の書。

第9回新潮ドキュメント賞受賞作

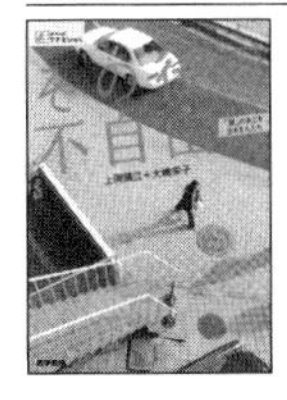

その後の不自由●上岡陽江+大嶋栄子●2000円●〝ちょっと寂しい〟がちょうどいい——トラウマティックな事件があった後も、専門家がやって来て去っていった後も、当事者たちの生は続く。しかし彼らはなぜ「日常」そのものにつまずいてしまうのか。なぜ援助者を振り回してしまうのか。そんな「不思議な人たち」の生態を、薬物依存の当事者が身を削って書き記した当事者研究の最前線!

第２回日本医学ジャーナリスト協会賞受賞作

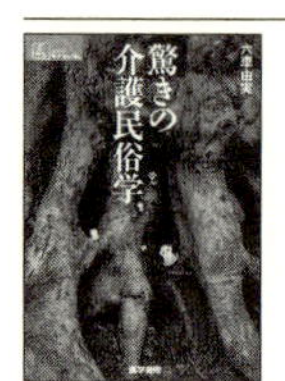

驚きの介護民俗学●六車由実●2000円●語りの森へ――気鋭の民俗学者は、あるとき大学をやめ、老人ホームで働きはじめる。そこで流しのバイオリン弾き、蚕の鑑別嬢、郵便局の電話交換手ら、「忘れられた日本人」たちの語りに身を委ねていると、やがて新しい世界が開けてきた……。「事実を聞く」という行為がなぜ人を力づけるのか。聞き書きの圧倒的な可能性を活写し、高齢者ケアを革新する。

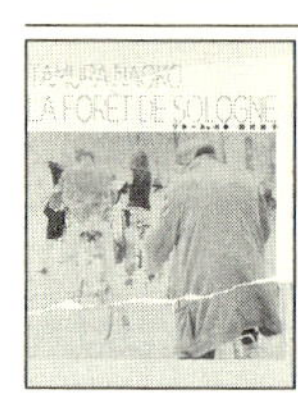

ソローニュの森●田村尚子●2600円●ケアの感触、曖昧な日常――思想家ガタリが終生関ったことで知られるラ・ボルド精神病院。一人の日本人女性の震える眼が掬い取ったのは、「フランスのべてるの家」ともいうべき、患者とスタッフの間を流れる緩やかな時間だった。ルポやドキュメンタリーとは一線を画した、ページをめくるたびに深呼吸ができる写真とエッセイ。B5変型版。

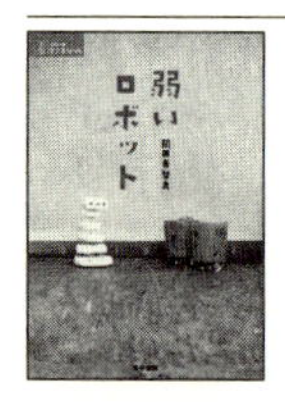

弱いロボット●岡田美智男●2000円●とりあえずの一歩を支えるために――挨拶をしたり、おしゃべりをしたり、散歩をしたり。そんな「なにげない行為」ができるロボットは作れるか？　この難題に著者は、ちょっと無責任で他力本願なロボットを提案する。日常生活動作を規定している「賭けと受け」の関係を明るみに出し、ケアをすることの意味を深いところで肯定してくれる異色作！

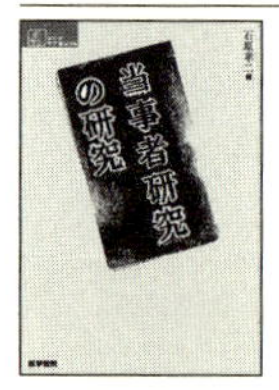

当事者研究の研究●石原孝二編●2000円●で、当事者研究って何だ?――専門職・研究者の間でも一般名称として使われるようになってきた当事者研究。それは、客観性を装った「科学研究」とも違うし、切々たる「自分語り」とも違うし、勇ましい「運動」とも違う。本書は哲学や教育学、あるいは科学論と交差させながら、“自分の問題を他人事のように扱う”当事者研究の圧倒的な感染力の秘密を探る。

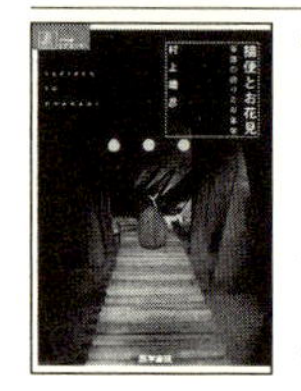

摘便とお花見：看護の語りの現象学●村上靖彦●2000円●とるにたらない日常を、看護師はなぜ目に焼き付けようとするのか――看護という「人間の可能性の限界」を拡張する営みに吸い寄せられた気鋭の現象学者は、共感あふれるインタビューと冷徹な分析によって、その不思議な時間構造をあぶり出した。巻末には圧倒的なインタビュー論を付す。看護行為の言語化に資する驚愕の一冊。

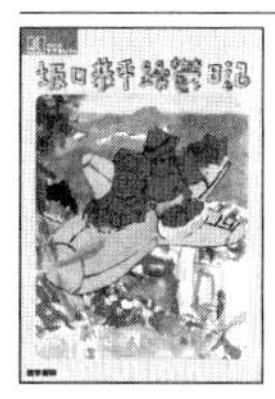

坂口恭平躁鬱日記●坂口恭平●1800円●僕は治ることを諦めて、「坂口恭平」を操縦することにした。家族とともに。──マスコミを席巻するきらびやかな才能の奔出は、「躁」のなせる業でもある。「鬱」期には強固な自殺願望に苛まれ外出もおぼつかない。この病に悩まされてきた著者は、あるとき「治療から操縦へ」という方針に転換した。その成果やいかに！ 涙と笑いと感動の当事者研究。

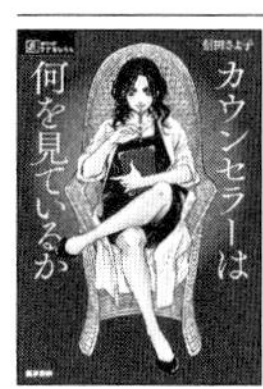

カウンセラーは何を見ているか●信田さよ子●2000円●傾聴？ ふっ。──「聞く力」はもちろん大切。しかしプロなら、あたかも素人のように好奇心を全開にして、相手を見る。そうでなければ〈強制〉と〈自己選択〉を両立させることはできない。若き日の精神科病院体験を経て、開業カウンセラーの第一人者になった著者が、「見て、聞いて、引き受けて、踏み込む」ノウハウを一挙公開！

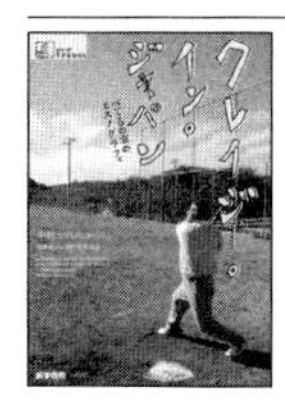

クレイジー・イン・ジャパン：べてるの家のエスノグラフィ●中村かれん●2200円●日本の端の、世界の真ん中。──インドネシアで生まれ、オーストラリアで育ち、イェール大学で教える医療人類学者が、べてるの家に辿り着いた。7か月以上にも及ぶ住み込み。10年近くにわたって断続的に行われたフィールドワーク。べてるの「感動」と「変貌」を、かつてない文脈で発見した傑作エスノグラフィ。付録DVD「Bethel」は必見の名作！

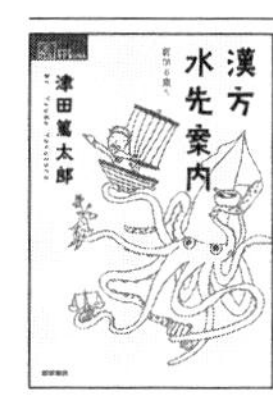

漢方水先案内：医学の東へ●津田篤太郎●2000円●漢方ならなんとかなるんじゃないか?── 原因がはっきりせず成果もあがらない「ベタなぎ漂流」に追い込まれたらどうするか。病気に対抗する生体のパターンは決まっているならば、「生体をアシスト」という方法があるじゃないか！ 万策尽きた最先端の臨床医がたどり着いたのは、キュアとケアの合流地点だった。それが漢方。

ふたりでや

指圧→5秒はなす×5回
指圧→5秒はなす×5回

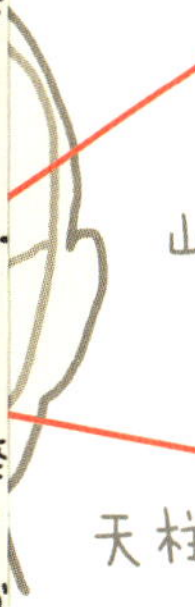

ツボ押しのツボ

- 親指のおなか部分をつかう
- 力加減は「たよりないな」ぐらいがちょ
- 押しすぎは禁物!!
- 力で押すのではなく自分の体重
  のせる

天柱（てんちゅう）
後頭部中央のくぼみから
山のように筋肉が盛り上がる所

風池（ふうち）
天柱横の谷のようになっている所

ここ気持ち
いいですかー?
そこいいい

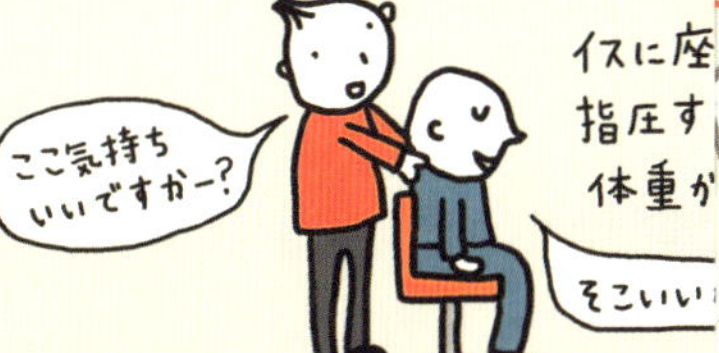

イスに座
指圧す
体重か

、相手の頭が
うに手で支える

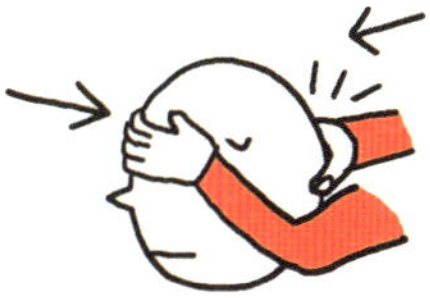

- 筋肉が盛り上がったり、固くなっ
  いる場所があれば、そこがツ

リ＞

を5秒指圧→5秒はなす×5回
を5秒指圧→5秒はなす×5回

- 指の角度を変えながら「気持ちのい
  相手に聞きつつ探す
- 指圧されると眠くなるので、寝る前
  風呂上がりなど、ゆったり時間の

膏肓（こうこう）
肩甲骨外側の真ん中

- 交代制にして、相手の疲れやこり
  自分の体の状態
  知ってもらおう

いないよう手で支え

- 指圧でコミュニケーける

差し込むようにする

ぐいぐい

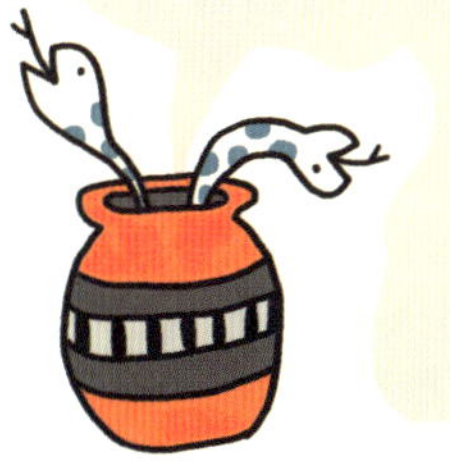

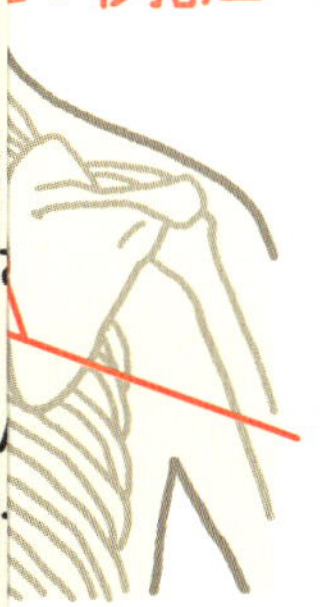

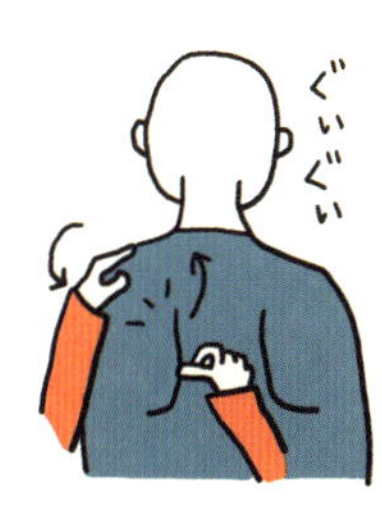

お灸講座

<用意するもの>

もぐさ（カマヤミニ）
線香、ライター
水（濡らした脱脂綿など）
ピンセットまたは割り箸

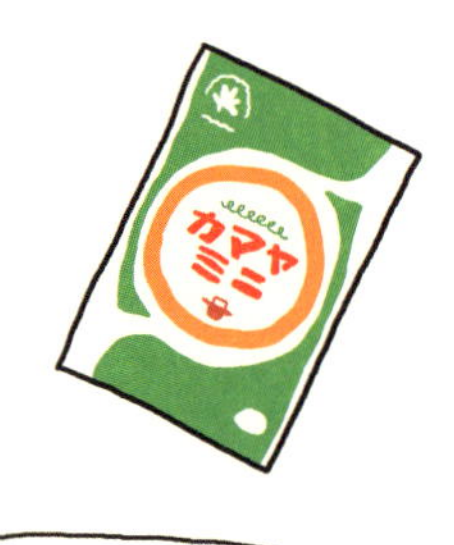

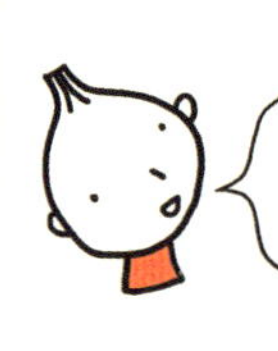

はじめてさんは、「ソフト」「弱」のもぐさがオススメ

<お灸をしてみよう>

1.万能のツボ「合谷」を探す

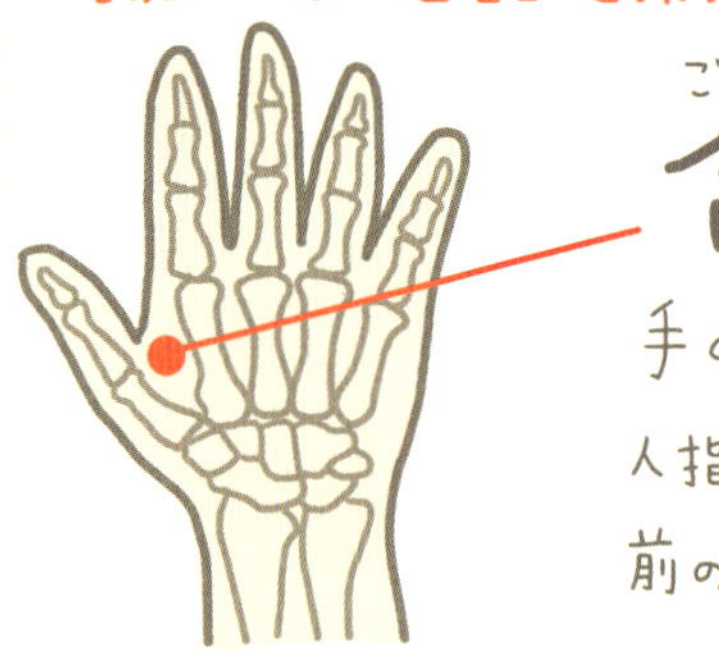

合谷（ごうこく）

手の甲の親指と人指し指の交わる所の前のくぼみ

2.もぐさを押棒で押し上げる

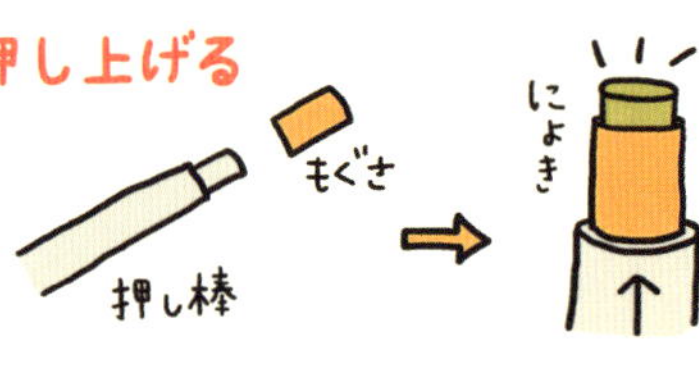

3.糊を湿らせ「合谷」に貼る

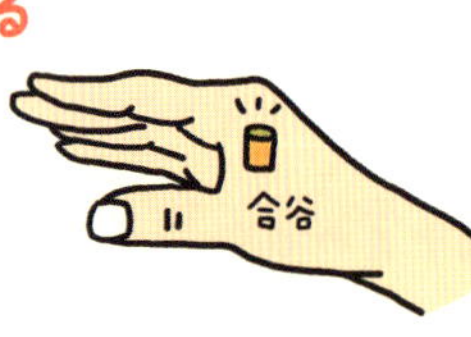

4.火のついた線香で

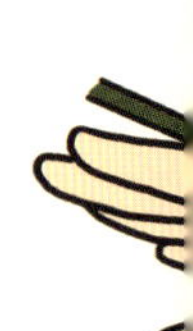

<Point>

- がまんしない
  熱くなれば、ピン
  でとる（素手ではや
- もぐさが燃えきっ
- 赤い火をみつめてい
  炎みたいで落ち
- 思っていたより熱く
  とても気持ちいい!
- 煙が気になる人は
  換気扇の近くで（

5.点火後約6分で終

6.使用後皮膚が黄色
（ヨモギエキス）を

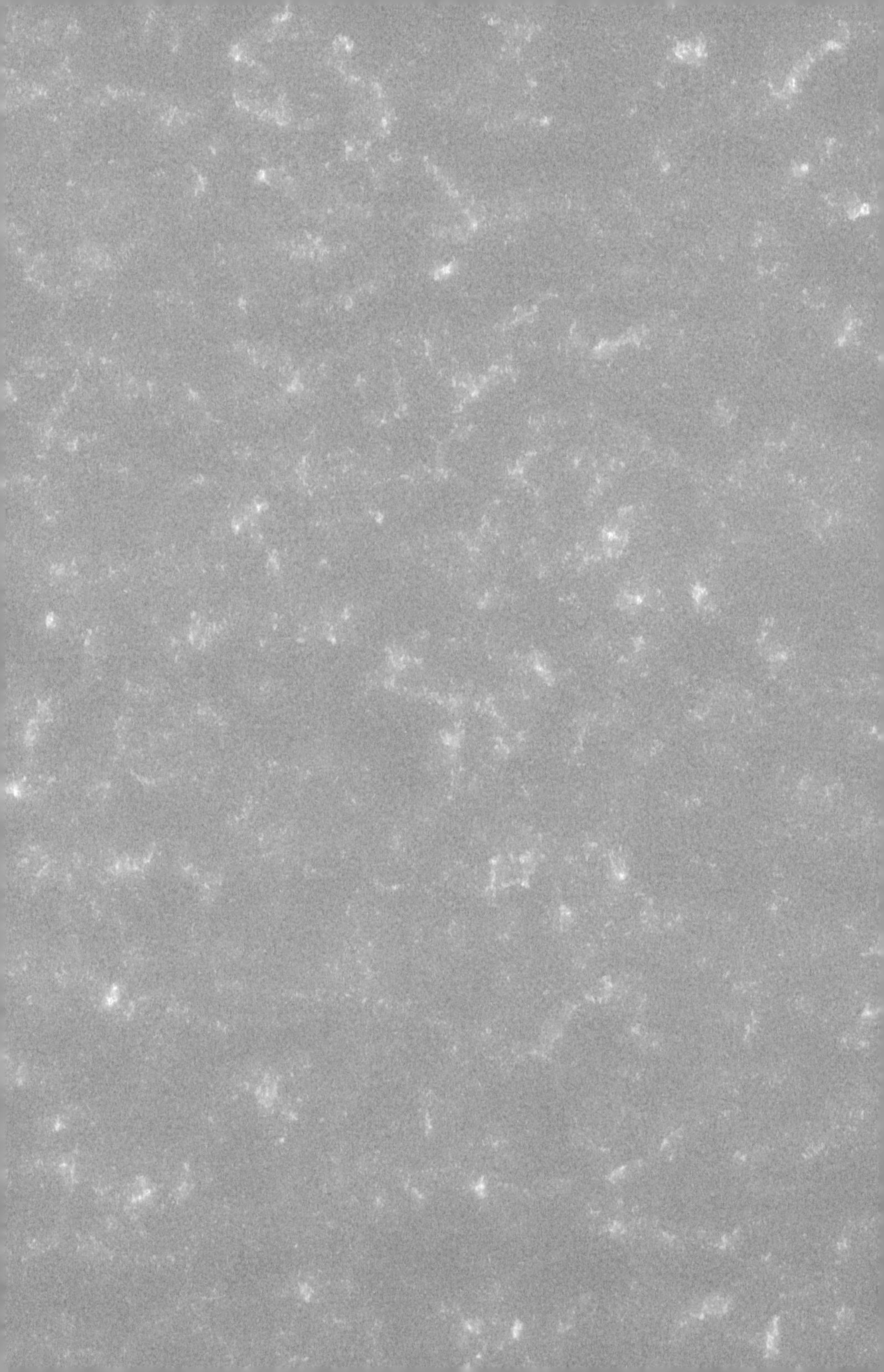

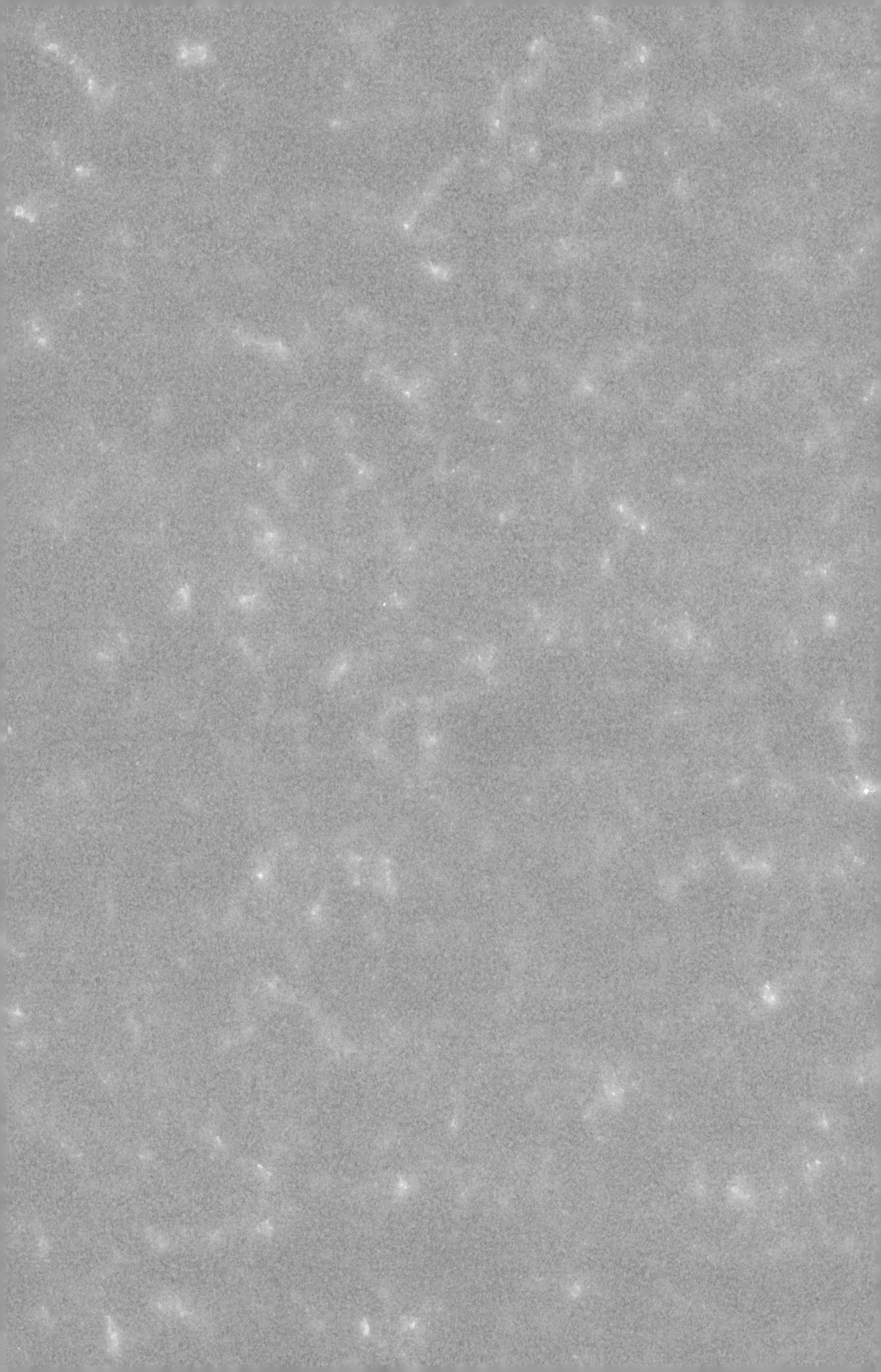